GUWU YINGYANG CHENGFEN FENXI YU
GONGNENG PINGJIA JISHU

谷物营养成分分析与功能评价技术

吕俊丽 张亚琨 著

中国纺织出版社有限公司

内 容 简 介

本书基于作者多年的研究成果，介绍了小麦粉及燕麦麸皮超微粉中的营养成分，并对其生理功能进行评价，同时评价了发芽燕麦中多酚的生物可及性。全书共分为5章，包括谷物营养与功能评价研究进展、谷物营养成分分析与功能评价方法、小麦粉中营养成分分析与功能评价、燕麦麸皮超微粉对小鼠肥胖干预作用的评价、发芽燕麦多酚生物可及性的研究。

本书内容新颖、图文并茂、可读性强，适合从事食品科学、食品营养学、农产品加工及贮藏等专业的研究生和教师参考，也可为相关领域的科研人员提供有益的借鉴。

图书在版编目（CIP）数据

谷物营养成分分析与功能评价技术 / 吕俊丽，张亚琨著． -- 北京：中国纺织出版社有限公司，2025.5.
ISBN 978-7-5229-2648-3

Ⅰ．R151.3

中国国家版本馆 CIP 数据核字第 2025KG1473 号

责任编辑：罗晓莉　国 帅　责任校对：王蕙莹
责任印制：王艳丽

中国纺织出版社有限公司出版发行
地址：北京市朝阳区百子湾东里 A407 号楼　邮政编码：100124
销售电话：010—67004422　传真：010—87155801
http://www.c-textilep.com
中国纺织出版社天猫旗舰店
官方微博 http://weibo.com/2119887771
三河市宏盛印务有限公司印刷　各地新华书店经销
2025 年 5 月第 1 版第 1 次印刷
开本：710×1000　1/16　印张：10.75
字数：173 千字　定价：98.00 元

凡购本书，如有缺页、倒页、脱页，由本社图书营销中心调换

前　言

谷物在全球范围内广泛种植，适应性强，产量高，易于储存和运输。无论是在发展中国家还是发达国家，谷物均在人们的膳食结构中占据着举足轻重的地位。《中国居民膳食指南》中指出，谷物作为膳食宝塔的塔基，是人们的日常主食，也是人类获得能量的主要来源。谷物含有碳水化合物、脂肪、蛋白质、维生素及微量元素等营养成分。随着心血管、肥胖等慢性病发病率逐年升高，探究谷物中的营养健康因子，充分挖掘谷物中的活性成分、探究其生理功能，对开发相关功能食品及预防慢性疾病具有重要意义。同时，对人们调整饮食结构、提高身体健康水平具有一定的指导作用。故本书主要围绕谷物中的活性成分及生理功能评价方面进行阐述，以期为相关人员提供参考。

本书系统阐述了谷物营养与功能评价研究进展与评价方法，重点以小麦和燕麦为研究对象，对小麦粉中的营养成分及抗氧化、抗癌等功能和燕麦麸皮在预防肥胖等方面的理论和技术进行深入探讨，为健康中国战略的实施提供理论依据。

本书基于笔者多年的研究成果，包括博士及工作阶段教学和科研工作的积累，内容详尽、图文并茂，可读性强，可供相关领域的科研人员学习和参考。本书由吕俊丽博士负责构思、主体撰写、统稿和定稿等工作。本专著共5章，具体分工如下：第1章、第2章（2.3、2.4、2.5、2.6）、第3章、第5章由内蒙古科技大学吕俊丽博士撰写；第2章（2.1、2.2）、第4章由内蒙古科技大学张亚琨博士撰写。本书得到国家自然科学基金项目（32360574、32060515）、内蒙古自治区自然科学基金项目（2023MS03037）、内蒙古自治区高等学校科学技术研究项目（NJZZ23057）、内蒙古自治区直属高校基本科研业务费项目（2023QNJS152、2024QNJS019）资助，在此一并表示感谢。由于作者的水平有限，书中难免有疏漏或不妥之处，恳请各位同仁批评指正。

著者
2025 年 1 月

目 录

第1章 谷物营养与功能评价研究进展 ········· 1
  1.1 谷物的分类及重要性 ········· 1
  1.2 谷物的籽粒结构 ········· 2
  1.3 谷物的营养成分研究现状 ········· 5
  1.4 谷物功能评价研究进展 ········· 20

第2章 谷物营养成分分析与功能评价方法 ········· 34
  2.1 燕麦麸皮超微粉对高脂饮食诱导小鼠肥胖干预作用的研究方法 ········· 34
  2.2 基于非靶向代谢组学研究燕麦麸皮超微粉干预高脂饮食诱导肥胖小鼠的差异代谢物研究方法 ········· 36
  2.3 发芽燕麦多酚生物可及性研究方法 ········· 37
  2.4 小麦粉中营养成分分析方法 ········· 40
  2.5 抗氧化物活性研究方法 ········· 43
  2.6 结肠癌细胞增殖抑制研究方法 ········· 45

第3章 小麦粉中营养成分分析与功能评价 ········· 47
  3.1 小麦粉中营养成分分析 ········· 48
  3.2 小麦粉功能评价 ········· 69

第4章 燕麦麸皮超微粉对小鼠肥胖干预作用的评价 ········· 96
  4.1 肥胖 ········· 96
  4.2 超微粉碎技术及其应用 ········· 100
  4.3 燕麦麸皮超微粉对高脂饮食诱导小鼠肥胖的干预作用 ········· 101

4.4 基于非靶向代谢组学研究燕麦麸皮超微粉干预高脂饮食诱导
肥胖小鼠的差异代谢物 ··· 112
4.5 燕麦麸皮超微粉对高脂饮食诱导小鼠肥胖干预机制
探讨 ··· 139

第 5 章 发芽燕麦多酚生物可及性的研究 ······························· 157
5.1 发芽对燕麦多酚含量及抗氧化性的影响 ························· 158
5.2 体外模拟消化 ·· 160
5.3 结肠发酵 ·· 163

第1章 谷物营养与功能评价研究进展

1.1 谷物的分类及重要性

谷物是为获得可食用部分而栽作的真草本植物种子，在植物学上叫作颖果，由皮层（果皮和种皮）、胚乳（外胚乳和内胚乳）和胚组成。一般而言，谷物包括小麦、稻谷、玉米、大麦、高粱、燕麦、黑麦、谷子和小黑麦。藜麦、荞麦、野稻谷、苋菜子等属于假谷类。联合国粮食及农业组织指出谷物是收获后仅作为干籽粒的作物，而收获后作为饲料、青贮饲料或草料的作物称作秣。

谷物是世界上最重要的农作物。在世界范围内，尽管种植的谷物种类有多种，但是小麦、稻谷和玉米的产量占到谷物总产量的89%，属于大宗谷物。大麦、高粱、谷子、燕麦、黑麦占的比例则比较少，属于小宗谷物。

粮食是人类赖以生存的基础，是人类最基本的生活资料。谷物是人类主要的能量、蛋白质、B族维生素（其中，维生素B_1、维生素B_2和维生素B_3含量较高，小米、玉米中含有胡萝卜素。谷类胚中含有较多的维生素E，这些维生素大部分集中在胚、糊粉层和谷皮里）与矿物质来源，谷物提供人类约2/3的能量和蛋白质。

谷物食品是日常膳食的最主要部分。近年来，科学家对谷物食品特别是全谷物的保健作用进行了大量的报道。大量的流行病学与群组研究表明，增加全谷物的消费与心脑血管疾病、Ⅱ型糖尿病及一些癌症等许多非传染性疾病的危险性降低有关；全谷物中的其他组分如维生素、矿物质与植物化学素等具有重要的保健作用。研究表明，多组分的协同作用比一系列单个营养素作用的累加产生更大的保健作用。

1.2　谷物的籽粒结构

1.2.1　小麦

小麦的生长适应各种气候和土壤条件，因此是世界上种植最广泛的作物之一。按籽粒质地分为硬质小麦和软质小麦。在小麦籽粒中，角质胚乳占1/2以上的是硬质粒，角质（粒）率达70%以上的小麦称为硬质小麦。硬质小麦结构紧密，蛋白质含量高，面筋品质好，出粉率高。在小麦籽粒中粉质胚乳占1/2及以上的是软质粒，粉质（粒）率达70%以上的小麦称为软质小麦。软质小麦的蛋白质含量低，面筋品质较差，结构疏松，出粉率较低。按播种期和生育习性分为冬小麦和春小麦。冬小麦是指当年秋季播种，翌年夏季收获的小麦。一般按产区将其分为北方冬小麦和南方冬小麦两大类。按小麦粒色分为红皮小麦和白皮小麦，简称为红麦和白麦。红皮小麦（也称为红粒小麦）籽粒的表皮为深红色或红褐色，白皮小麦（也称为白粒小麦）籽粒的表皮为黄白色或乳白色。红、白小麦混在一起的叫作花麦。按小麦糯性的不同分为糯性小麦和非糯性小麦。糯性小麦的直链淀粉含量远远低于非糯性小麦。糯性小麦籽粒的蛋白质含量、湿面筋含量均高于非糯性小麦，淀粉含量则低于非糯性小麦。黑小麦是近年来研究推广的品种。黑小麦的营养价值远远高于普通小麦，粗蛋白、粗纤维、钙、铁、锌、硒等微量元素的含量是普通小麦的2~2.5倍，并含有具有保健作用和抗癌功能的物质。

小麦的籽粒结构如图1-1所示。小麦籽粒在解剖学上分为3个部分，即表皮、胚乳和胚。表皮可分为果皮和种子果皮，在制粉工艺学上将果皮分为表皮、外果皮和内果皮，将种子果皮分为种皮、珠心层和糊粉层共6层组织。

1.2.1.1　果皮

果皮包住整个种子，有若干层组织。果皮的最外层，由与麦粒长轴平行分布的长方形细胞组成，细胞壁很厚，有孔纹，外表面角质化，染有稻秆似的黄色。麦粒顶端的表皮细胞为等径多角形，其中有一些突出形成麦毛。外果皮由薄壁细胞的残余所组成，紧贴表皮的一层形状与表皮相似，另外1~2层细胞呈不规则形。由于它们缺乏连续的细胞结构，从而形成一个分割的自然面。当它们裂解的时候，表皮即可脱掉。除去这几层，则有利于水分进入果皮内。内果皮由中间细胞、横细胞和管状细胞组成。麦粒发育初期，细胞内含有叶绿素。成熟的麦粒果皮厚度为 40~50μm。

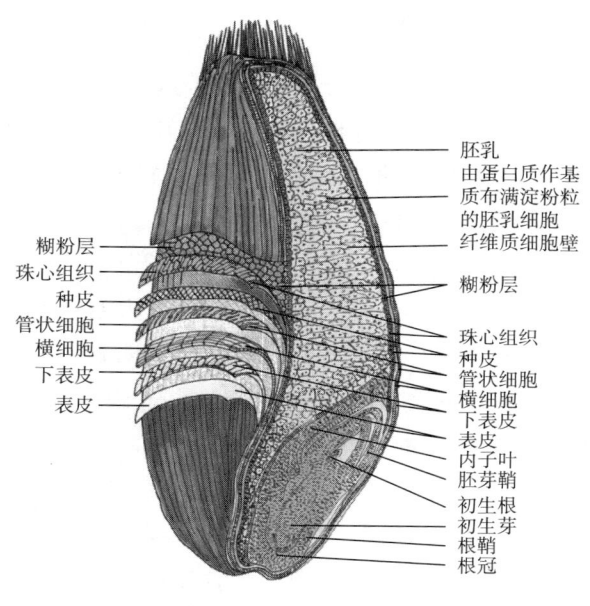

图 1-1 小麦的籽粒结构

1.2.1.2 种皮和珠心层

种皮由两层斜长形细胞组成，极薄，外层细胞无色透明，内层由色素细胞组成。种皮的外侧与管状细胞紧连，而内侧则与珠心层紧连，种皮由三层组成：较厚的外表皮、色素层（决定小麦颜色）、较薄的内表皮。白皮小麦的种皮只有两层压扁的纤维细胞层，含色素少或不含色素。如含有红色或褐色色素时，则麦粒呈红色或褐色，为红麦。种皮的厚度为 5~8μm。珠心层（或称透明层）厚约 7μm，很薄，看起来是一条无色透明的线，与种皮和糊粉层紧密结合，不易分开，在 50℃以下不易透水。

1.2.1.3 糊粉层

糊粉层由一层排列整齐、近似方形的厚壁细胞组成，这层细胞大，外壁透明，胞腔内充满着深黄色的细小糊粉粒。细胞皮极韧，易吸收水分，放入水中瞬间胀大。糊粉层一般只有一层细胞厚，完全包围着整个麦粒，既覆盖淀粉质胚乳，又覆盖胚芽。从植物学的观点看，糊粉层是胚乳的外层。然而，制粉时，糊粉层随同珠心层、种皮和果皮一同被除去，而成为麸皮。

1.2.1.4 胚

小麦胚占籽粒的 2.5%~3.5%。胚由两个主要部分组成：胚轴（不育根和茎）和盾片。盾片的功能是作为贮备器官。胚芽外有胚芽鞘和外胚叶保护，胚根外有胚根鞘保护，延伸于胚芽之上的盾片被认为是子叶，其下部有腹鳞，只有一片子叶。胚轴侧面与盾片相连接，其上端连接胚芽，下端连接胚根。胚是雏形的植物体，含有较多的营养成分，在适宜的条件下能萌芽生长出新的植株，一旦胚受到损伤，籽粒就不能发芽。

1.2.1.5 胚乳

胚乳基本上有两种不同的结构，如果胚乳细胞内的淀粉颗粒之间被蛋白质所充实，则胚乳结构紧密，颜色较深，断面呈透明状，称为角质胚乳，即硬质麦粒；如淀粉颗粒之间及其与细胞壁之间具有空隙，甚至细胞与细胞之间也有空隙，则结构疏松，断面呈白色而不透明，称为粉质胚乳，即软质麦粒。

小麦胚乳的质地（硬质）和外观（透明度）是有差异的。一般来说，高蛋白的硬质小麦往往是玻璃质的，低蛋白的软质小麦往往是不透明的。硬度是由胚乳中蛋白质和淀粉之间的结合强度产生的，这种结合强度凭借遗传控制，而玻璃质则是籽粒中缺乏空气间隙造成的，与样品中蛋白质的量有关。

1.2.2 燕麦

燕麦（oat）是禾本科燕麦属，一年生作物，有 70 多类品种，全球种植的历史已经有 2000 多年，是人类文明已知的最古老作物之一。同时燕麦被认为是第七重要的谷物，仅次于玉米、大米、小麦、大麦、高粱和小米。按照燕麦种子是否带壳，一般分为皮燕麦和裸燕麦。皮燕麦在国外种植居多，我国主要种植裸燕麦，种植面积达 $5.25\times10^9 m^2$，产量为 $6.25\times10^5 t$，是燕麦食品和深加工产品的原料。燕麦是一类比较抗旱、抗寒、耐瘠、喜阴凉的长日照、一年生作物。世界各国最主要的栽培种是六倍体带稃型的普通燕麦，其次是东方燕麦、地中海燕麦。我国栽培的燕麦主要分带壳燕麦（颖长而硬）和裸燕麦（颖短而软，俗称为莜麦或玉麦）两个变种，裸燕麦又分为小粒（二倍体）和大粒（六倍体）两种类型。

籽粒由谷壳与皮层、胚乳、胚三部分组成。

谷壳与皮层。

谷壳包括内外稃。外稃由表皮、下皮层、薄壁组织、内表皮构成。内稃结构与外稃相似，仅下皮层较薄。皮层包括果皮和种皮。果皮为2~3列细胞的薄层，其层次不易区分，包括外果皮、中果皮、横细胞和内果皮。

胚乳。

糊粉层为一列细胞，与小麦单列细胞相同，细胞稍呈立方形，其壁比小麦、大麦的糊粉层细胞壁薄。粉质胚乳与小麦的粉质胚乳不同，而与大麦的相似，细胞大而壁薄，有大量细小多面体淀粉粒，通常聚集成圆形或者椭圆形的团块。蛋白质不能形成面筋质。

胚。

包括子叶、胚茎（轴）、胚芽、胚根4个部分。子叶为肉质，有叶形的轮廓，胚的中轴长，其背面有发达的脊背，具有单个子叶，往上并分支伸达顶端；胚直接与胚轴相接，整个胚根包在胚根鞘之内；胚茎位于胚芽之间。

1.3　谷物的营养成分研究现状

就化学组成而言，谷物含12%~14%的水、65%~75%的碳水化合物、2%~6%的脂质、8%~15%的蛋白质。总体来讲，谷物蛋白质含量低、淀粉含量高。燕麦和玉米的脂质含量较高，燕麦的脂质含量至少为10%，其中有1/3是极性脂（磷脂、半乳糖脂），玉米脂质含量在0.4%~17%（主要是三酰甘油）。

与大豆相比较，谷物的蛋白质含量比较低，为8%~15%（干基）。除了作为营养素外，蛋白质还对谷物食品加工利用有重要影响，这一点在小麦加工成各种面制品中尤为重要，这也是谷物蛋白质研究一直备受关注的重要原因。

不同谷物所含的蛋白质类型不同。小麦的主要贮藏蛋白是醇溶蛋白和麦谷蛋白，大约占到80%，大米主要是米谷蛋白（80%），玉米主要是谷醇溶蛋白（50%~55%），大麦主要是大麦醇溶蛋白和谷蛋白（共计70%~90%），而燕麦主要是清蛋白和球蛋白（共计60%~90%）。赖氨酸是大多数谷物的限制性氨基酸。

谷物籽粒以淀粉的形式贮藏能量，不同谷物中淀粉的含量是不同的，一般可以占到总量的60%~75%。因此，人们消耗的食品大都是淀粉，它是人体所需要热能的主要来源，同时淀粉也是食品工业的重要原料。

谷物的化学组成在籽粒中的分布是不均匀的，皮层的纤维素、戊聚糖和灰分含量较高，脂质主要分布在糊粉层和胚部，胚乳中主要是淀粉，蛋白质含量比胚和麸皮低，并且脂质和灰分含量低。

1.3.1 小麦营养品质的研究现状

通常所说的小麦品质，主要包括加工品质和营养品质两方面。加工品质是指小麦籽粒对其制粉品质和小麦粉对不同面粉制品加工工艺和产品品质要求的适应性，分为一次加工品质和二次加工品质。一次加工品质是指小麦磨粉品质，包括小麦籽粒的出粉率、面粉白度、灰分含量等；二次加工品质即小麦粉对食品制作工艺的适应性和产品品质。但是，传统意义上，营养品质是指籽粒或小麦粉中含有的蛋白质、淀粉、脂肪、矿物质及微量元素等人体所需营养物质。现代研究初步显示，小麦粉中营养物质的化学组成及其含量不仅决定了小麦的营养品质，同时对小麦粉的保健功能也有一定重要性。

人体所需的营养素主要有蛋白质、脂类、碳水化合物、维生素、矿物质五大类。蛋白质、脂类、碳水化合物的人体需要量及在膳食中所含的比重大，称为宏量营养素；而矿物质、维生素因需要量较少，在膳食中所占比重也小，称为微量营养素。此外，人体还需要一些膳食中存在的但容易被忽视的其他天然膳食成分（往往也是微量成分或人体难以直接消化吸收的天然成分），它们具有保健作用。据报道，目前世界上超过30亿的人存在缺乏微量营养元素等相关营养不良问题。例如，全世界约三分之一的人患有铁缺乏症，其中以婴幼儿及育龄妇女尤为严重，缺铁会造成儿童和青少年的学习能力、记忆力低下，甚至可导致儿童和育龄妇女死亡。目前，我国也存在两类营养不良问题，即营养摄入不足和营养结构失衡。在农村和西部地区，微量营养元素摄入不足问题相当普遍；城市和东部地区则存在营养元素摄入结构失衡问题，因此糖尿病、高血压、肥胖、癌症、冠心病、中风等发病率明显增高，已带来严重的经济损失。

目前，针对上述营养不良的现状，营养品质研究主要有以下两个方面：一是有关蛋白质、赖氨酸、铁和锌等可增加人体营养的研究。例如，国际农业研究磋商组织实施的生物强化挑战计划，目的在于提高维生素和铁、锌等矿物质元素在主要粮食作物中的含量。生物强化是通过育种手段提高农作物中微量营养元素的含量，预防和减少营养不良和微量营养缺乏问题。其具有生产简单、食用安全、方便、易于推广、经济有效、受益人群广等优点。除了生物强化外，改善微量营养元素缺乏的途径主要还包括调整饮食结构、发展强化食品及生产和消费营养元素补充剂。二是有关膳食纤维、抗性淀粉等可以减少肥胖和增强体质的研究。例如，欧盟国家制定的健康谷物项目，其始于2005年，该项目首期主要针对小麦、黑麦等谷类作物，旨在通过作物育种途径，提高谷物中的植物生物活性物质的含量，包括阿拉伯木聚糖、叶酸、植物固醇、生育酚与生育三烯酚以及酚酸类等物质，从而减少欧洲消费者糖尿病和心血管疾病等代谢类疾病发病率。

小麦是我国三大主粮之一，年产量占全国粮食总产量的20%。小麦粉是我国第二口粮，全国40%的人群以小麦粉为主食。生活中，我们使用的小麦粉大多是等级小麦粉，共分为四个等级，即特制一等粉、特制二等粉、标准粉和普通粉。特制一等粉又叫特一粉，俗称富强粉或精粉，每100kg小麦约出68kg粉，基本不含麸星，适于家庭制作日常食品，如水饺、手擀面、精白馒头、饼类食品；特制二等粉又称上白粉或七五粉，即每100kg小麦可加工75kg左右小麦粉，含有少量麸星，主要被用于制作馒头；标准粉也称八五粉，即每100kg小麦可加工85kg左右小麦粉。该粉含有较多的麸星，是家庭和面食加工中制作普通食品的常用粉之一；普通粉是加工精度最低的小麦粉，加工时只提取少量麸皮，现在我国的使用量较以前减少。但是，小麦粉加工发展到现在，由于要适应广大消费者对膳食营养均衡的要求，诸如全麦粉产品、营养强化小麦粉已开始引起人们的重视，也有人提出小麦粉应粗加工，以尽可能完整保留其中的营养成分。但是，对于那些追求食品口感、追求表观精细的消费者来说，精白小麦粉制品依然更符合他们的要求，因此，对于精白小麦粉加工中失去的营养素，也可以采取营养强化的方式加以补充。国内消费者仍然是以传统的几类小麦粉为主要消费粉，因此，有必要对普遍消费的小麦粉的营养成分及其抗氧化等功能成分进行研究探讨。下面将对小麦粉中的营养成分进行详尽的介绍。

1.3.1.1 小麦粉营养成分

小麦粉中所含营养物质首要是淀粉，其次还有蛋白质、脂肪、维生素、矿物质等。淀粉是小麦粉的主要成分。人的各种生理活动和劳动所需的能量，约有70%靠淀粉转化供给。小麦中蛋白质含量约为10%，是膳食植物蛋白的重要来源，但属于不完全蛋白质。小麦的脂肪含量为0.7%~1.9%，多为不饱和脂肪酸，主要存在于胚、糊粉层内，经过加工进入小麦粉，一般来说高精度的小麦粉含脂肪少，低精度小麦粉含脂肪稍多，我国生产的标准粉含脂肪1.4%~1.8%，特制粉为0.7%~1.4%。维生素是人体维持正常生理功能所必须的一类化合物，小麦中含有一定的维生素B_1、维生素B_2、维生素B_5和维生素E以及少量维生素C和维生素A，但小麦粉中的维生素含量随精度升高而递减。特制粉及标准粉中含有大量的淀粉及少量的纤维素。小麦粉中的纤维素，来自制粉过程中被磨细的麦皮和从麦皮上刮下来的糊粉层。不同精度的小麦粉中含有不同程度的纤维素。纤维素虽然不能被人体消化吸收，但能促进胃肠蠕动，刺激消化腺分泌消化液，对预防结肠癌等有重要作用，因此纤维素被称为人体第七大营养素。特制粉的淀粉含量比标准粉高，而纤维素含量比标准粉低，因而更易被人体消化吸收。小麦粉中的矿物质，主要有磷、钾、镁、钙、钠、铁、铜等元素。各种元素以无机盐的形式存在于小麦粉中，对人体健康起着至关重要的作用。

小麦粉有养心益肾、健脾厚肠、除热止渴的功效。对脏躁、烦热、消渴、泄痢、痈肿、外伤出血及烫伤等也有一定的治疗效果。同时小麦粉有很好的嫩肤、除皱、祛斑的功效，还可以降低血液循环中雌激素的含量，从而达到预防乳腺癌的目的。这些功能除了与小麦粉中经典营养素有关外，与小麦粉中膳食纤维及其他组分之间的关系有待研究。

1.3.1.2 小麦粉中的生物活性物质

生物活性物质是指来自生物体内的对生命现象具有影响或调节作用的微量或少量物质。它的种类繁多，有糖类、脂类、蛋白质多肽类、甾醇类、生物碱、苷类、挥发油等。已经发现，小麦粉中的生物活性物质包括谷胱甘肽、类胡萝卜素、维生素E和酚酸类物质，此外，小麦中还富有钙、磷、钾、镁、钠等主要矿物质，其次还有含量极微量的铜、铁、锰、锌矿物质，它们也具有某些生物活性。美国马里兰地区生长的小麦中含有类胡萝卜素、维生素E和酚酸等，其中α-生育酚是主要的维生素，叶黄素是主要的类胡萝卜素，酚酸中阿魏酸的含量最高。对小麦及小麦粉中生物活性成分的研究目前主要集中于对类胡萝卜素、维生素 E、酚酸及总酚等含量的研究，这些物质对小麦及其小麦粉制品的抗氧化能力有很大贡献。

（1）谷胱甘肽

1）谷胱甘肽分子结构和性质

谷胱甘肽（glutathione，GSH）是一种三肽化合物（图 1-2），由谷氨酸、半胱氨酸和甘氨酸通过肽键缩合而成，其化学名称是 γ-L-谷氨酸-L-半胱氨酸-甘氨酸，有氧化型（GSSG）和还原型（GSH）两种形式，是一种用途广泛、具有重要生理活性的活性多肽。在生理条件下以 GSH 占绝大多数。GSH 在自然界中的含量丰富，存在于很多动植物中。在植物中，小麦中 GSH 的含量最为丰富。

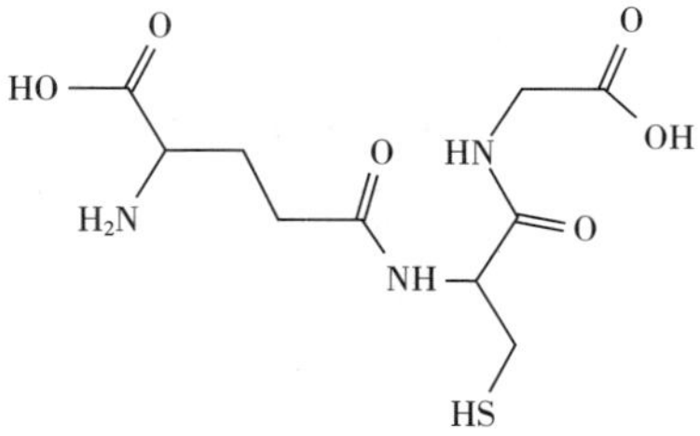

图 1-2 谷胱甘肽分子结构图

2）谷胱甘肽的生物活性

GSH 在人体内的生化防御体系中起重要作用，具有多方面的生理功能，具体表现为抗氧化作用，亲电子异生化合作用，保护细胞防止自由基及内毒素的损伤等。它的抗氧化作用表现为能够清除人体内的自由基，保护许多蛋白质和酶等分子中的巯基。GSH 可直接或间接清除自由基。在 GSH-Px 的作用下，GSH 可从 H_2O_2 处接受电子，发生自身氧化，从而阻断·OH 生成。GSH 也是 $^1\Delta gO_2$ 的清除剂。一些脂类自由基、脂质过氧自由基可被 GSH 直接还原，从而阻断脂质过氧化的链式反应。GSH 对自由基的间接清除作用表现在：可以与 GSH-Px-Rx 酶系共同抑制脂质过氧化的启动或终止脂质过氧化的发展，从而阻断新自由基产生。

GSH 不仅能消除人体自由基，还可以提高人体免疫力。GSH 对维护健康、抗衰老、在老人迟缓化的细胞上所发挥的功效比年轻人大。

GSH还可以保护血红蛋白不受过氧化氢、自由基等氧化从而使它持续正常发挥运输氧的能力。红细胞中部分血红蛋白在过氧化氢等氧化剂的作用下，其中二价铁氧化为三价铁，使血红蛋白转变为高铁血红蛋白，从而失去了带氧能力。GSH既能直接与过氧化氢等氧化剂结合，也能够将高铁血红蛋白还原为血红蛋白。人体红细胞中谷胱甘肽的含量很多，这对保护红细胞膜上蛋白质的巯基处于还原状态，防止溶血具有重要意义。

GSSG对于放射线、放射性药物所引起的白细胞减少等症状有强有力的保护作用。进入人体内的有毒化合物、重金属离子或致癌物质可被GSH结合并排出体外，从而起到中和解毒作用。

GSH具有广谱解毒作用，不仅可用于药物，更可作为功能性食品的基料，在延缓衰老、增强免疫力、抗肿瘤等功能性食品方面应用广泛。

（2）类胡萝卜素

1）类胡萝卜素在小麦中的含量

类胡萝卜素（carotenoids）是指由8个异戊二烯单位组成的碳氢化合物（胡萝卜素）及其氧化衍生物（叶黄素类）两大类色素的总称，是自然界中第二丰富的色素。胡萝卜素主要包括α-胡萝卜素、β-胡萝卜素、番茄红素等；叶黄素类主要有玉米黄素、叶黄素等。光合细菌、真菌和高等植物中含有大量的类胡萝卜素。7种常见类胡萝卜素的分子结构见图1-3，包括番茄红素（lycopene）、全反式-β-类胡萝卜素（all trans-β-carotene）、α-类胡萝卜素（α-carotene）、角黄素（canthaxanthin）、玉米黄素（zeaxanthin）、花药黄素（antheraxanthin）、紫黄素（violaxanthin）。在小麦籽粒中，类胡萝卜素是其黄色素的主要成分，主要包括叶黄素、β-隐黄质和玉米黄素，它影响小麦粉及其加工产品的颜色，是小麦重要的品质性状之一。类胡萝卜素的含量随着小麦品种的不同而有差异。例如，硬粒小麦（triticum durum）中类胡萝卜素的含量相对较高为$5\sim 6\mu g/g$，有的可达$8\mu g/g$以上，比白色小麦粉中的含量高5倍以上；而其在二倍体野生小麦（triticum monococcum）中的含量比普通六倍体小麦高3~5倍。孙延芳等测定了24份不同类型硬粒小麦的类胡萝卜素，其含量为3.5~8.6mg/kg。此外，加工条件和加工工艺对类胡萝卜素的含量也有影响。在小麦加工过程中，类胡萝卜素易被氧化，所以小麦由籽粒到小麦粉再到通心粉等成品的加工过程中，类胡萝卜素的含量会逐渐降低。

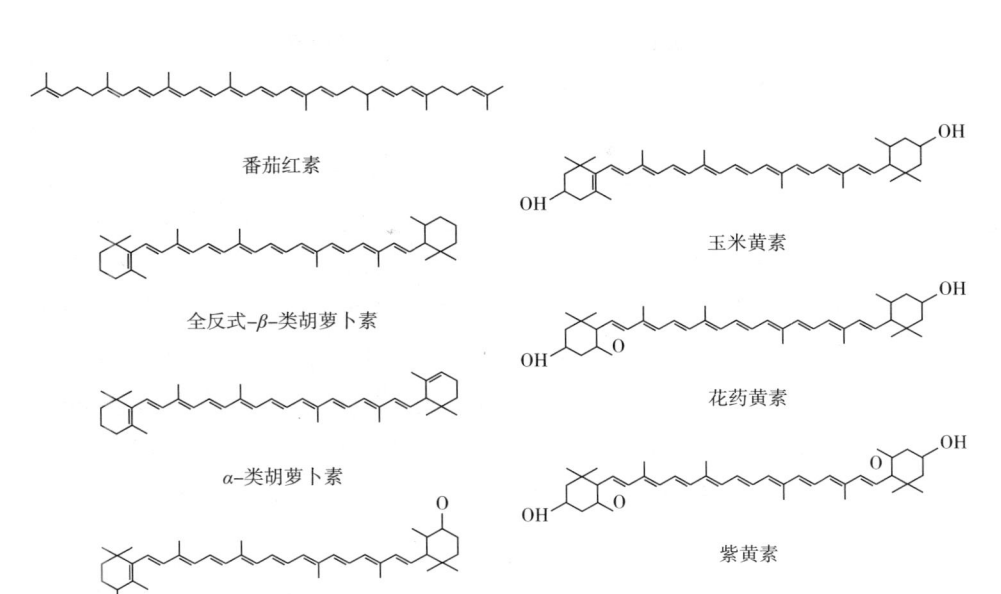

图 1-3　常见的类胡萝卜素的分子结构式

2）类胡萝卜素的生物活性

类胡萝卜素对人体健康起着相当重要的作用。植物中的类胡萝卜素经人体吸收后，可以在体内转变为有生理活性的维生素 A。维生素 A 是人体中一种关键的营养元素，其缺乏可导致人的皮肤变厚、干燥、发生皱纹，会增加患癌症、心脏病、眼疾等多种疾病的危险，还会加剧腹泻、呼吸疾病、儿童麻疹等。另有研究表明类胡萝卜素还能够在细胞水平上抑制神经角质瘤细胞、白血病细胞和变性细胞的增殖作用。

叶黄素（lutein）和玉米黄素（zeaxanthin）等类胡萝卜素是有效的抗氧化剂，可以保护和防止自由基的损伤。其抗氧化作用主要表现在它能抑制和清除体内的自由基，抑制 DNA 氧化，延缓衰老和预防肿瘤、血栓、动脉粥样硬化等疾病。同时，类胡萝卜素能增加自然杀伤细胞的数目，从而使机体内被感染的细胞或癌细胞得以消除。另一方面，有研究表明类胡萝卜素也可能存在促氧化作用。研究认为 β-胡萝卜素在低氧条件下表现出剂量依赖性抗氧化作用，但是在高氧条件下，其表现出了促氧化作用，这可能与体外实验中 β-胡萝卜素的浓度、氧压和其他抗氧化剂的使用等因素有关。

(3) 维生素 E

1) 维生素 E 结构及谷物中的含量

维生素 E，又名生育酚或抗不育维生素，为淡黄色透明的黏稠状油状物，是一种脂溶性维生素，不溶于水。麦胚是自然界中含天然维生素 E 最丰富的资源之一。维生素 E 的天然产物有 8 种类型，分别为 α、β、γ、δ-生育酚（tocopherol）（图 1-4）和 α、β、γ、δ-生育三烯酚（tocotrienol）。两类的区别主要表现在侧链结构上，生育酚侧链为饱和脂肪酸，而生育三烯酚侧链为含 3 个双键的不饱和脂肪酸。这 8 种生育酚活性各异，其中天然 α-生育酚活性最高，当其暴露于空气中时会被缓慢氧化，遇光时颜色会逐渐变深；当受紫外线照射时，其抗氧化能力会立即失效。

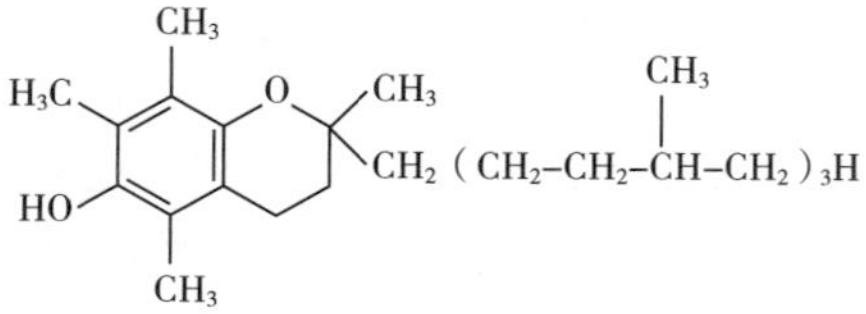

α-生育酚（5，7，8-三甲基生育酚）

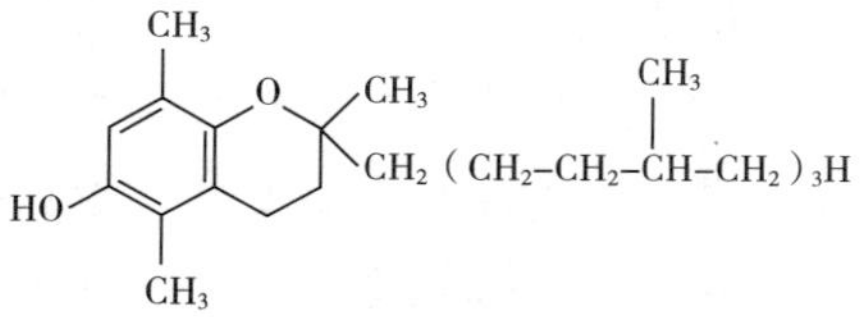

β-生育酚（5，8-二甲基生育酚）

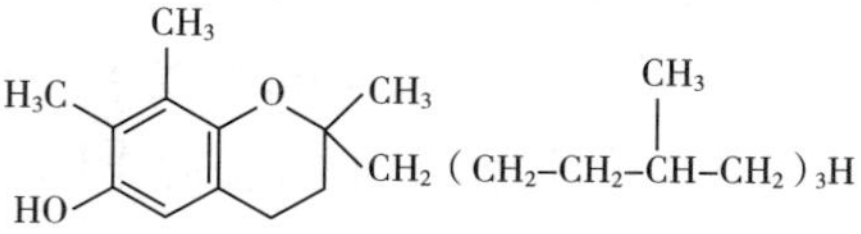

γ-生育酚（7，8-三甲基生育酚）

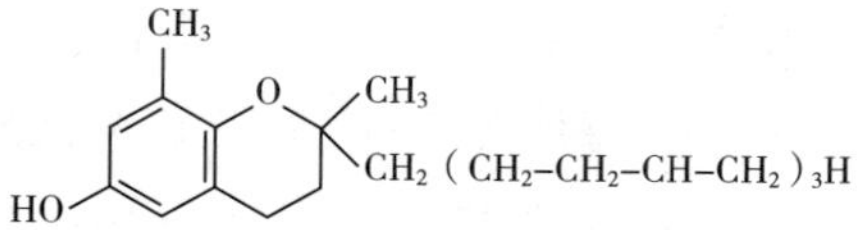

δ-生育酚（8-甲基生育酚）

图 1-4　α、β、γ、δ-生育酚分子结构图

谷物中维生素 E 的含量居中，为 16.8~49μg/g。有关文献报道：小麦中维生素 E 的含量为 35~59μg/g、39~58μg/g 和 50μg/g。虽然谷物中维生素 E 的含量远远低于菜油中的含量，但是由于人们对小麦粉的消费水平较高，所以由此获得的维生素 E 对人体健康有着重要的作用。普通小麦中生育酚和生育三烯酚的平均含量是 49.4μg/g（dm，干基，下同），高低相差可达 3 倍。彩色小麦中，维生素 E 与籽粒色素含量呈极显著正相关，表明籽粒色素含量高的小麦，其维生素 E 总量也高。

2) 维生素 E 的生物活性及应用

维生素 E 对植物、动物和人类都具有十分重要的生理作用。最新研究发现，维生素 E 对植物的抗逆性有影响。Maeda 研究发现，天然维生素 E 能够增强植物对低温的适应性。维生素 E，又被称作生育酚，能够维持正常的生殖功能，并提高生育能力。天然维生素 E 是一种极其宝贵的营养素，可使垂体前叶促性腺分泌细胞亢进，分泌增加，促进精子的生成和活动，增加卵巢功能；能防止人体衰老、癌症、高血压等多种疾病，对防止皮肤雀斑和粉刺有特殊的作用；能提高机体免疫力、保持血红细胞的完整性、调节体内化合物的合成。老年人常服维生素 E 可消除脑组织等细胞中的棕色素颗粒，改善皮肤弹性，延缓性腺萎缩，防止老年斑的出现、预防老年性痴呆症等。维生素 E 和硒共同维持细胞膜的完整，维持骨骼肌、心肌、平滑肌和心血管系统的正常功能。动物试验证明，维生素 E 可使动物的平均寿命延长。

维生素 E 是脂溶性小分子抗氧化剂代表性物质，由于其自身结构具有还原性，能消除脂肪及脂肪酸自动氧化过程中产生的自由基，使自由基失去作用。例如，通过清除羟基自由基，从而阻断自由基链式反应，维护组织细胞的正常功能，进而起到保护机体的作用。此外，它与一些植物抗氧化剂具有协同作用。目前的研究结果认为，维生素 E 能维持机体内氧化与抗氧化系统的平衡，阻断一些化学致癌物的致癌作用，提高机体的细胞免疫与体液免疫水平，对某些癌基因的表达具有抑制作用。因此，它能通过降低自由基水平而预防癌症发生。

3) 维生素 E 的应用

由于维生素 E 具有优良的抗氧化性，维生素 E 已被广泛用作医药、化妆品和食品工业的营养增补剂和抗氧化剂。应用于食品工业，它可以有效地保持食品持久稳定的新鲜口感与风味。例如，将适量维生素 E 添加到鱼肉中，可以有效改善鱼的风味；注入适量维生素E的牛肉可以明显延长货架期。在国外，基于天然维生素E对皮肤良好的改善效果而被广泛应用于化妆品行业；除此之外，维生素E可以阻碍食品工业塑料薄膜被氧化，这样不仅克服了塑料薄膜容易氧化变脆的缺陷，更重要的是避免了目前大多数工业氧化对人体所造成的伤害。因此，对于维生素E的生理机能研究与相应的保健、营养、医药及化妆品研制已成为目前国内外开发与研究的一大热点。

（4）酚酸

1）酚酸的种类及存在形式

酚酸类物质是指苯环上的氢被羟基和羧基取代形成的一类化合物。酚酸物质在自然界中广泛存在，其中水果、啤酒、树木和谷类作物中酚酸含量较高。随着高效液相色谱、液相质谱联用和核磁共振等先进科学技术的普及，目前已可检测出40多种酚酸类物质。其中比较常见的有阿魏酸、没食子酸、香草酸、咖啡酸、丁香酸、p-香豆酸、原儿茶素、儿茶素、表儿茶素和槲皮素10种成分。

谷物是酚酸类物质的重要原料，谷物种类不同，酚酸的含量也不同。所有谷类作物中，小麦籽粒中的酚酸含量最为丰富，主要存在于种皮和糊粉层中。谷物麸皮中主要有两类酚酸：苯甲酸和肉桂酸的羟化衍生物。其中香草酸、对羟基苯甲酸和原儿茶酸主要由苯甲酸派生而来，主要以配糖物的形式存在于食物中。而肉桂酸的羟化衍生物主要包括咖啡酸、香豆酸和阿魏酸，在食物中，它们通常以与奎尼酸或葡萄糖酯化的形式存在。谷物中的酚酸以游离和结合两种形式存在，其中绝大多数以结合形式存在，结合态包括可溶性结合态酚酸和不溶性束缚性酚酸。香豆酸、原儿茶酸、没食子酸、咖啡酸、芥子酸主要以游离态存在，而阿魏酸主要以结合形式存在，这些都是潜在的抗氧剂。小麦中大部分酚类物质是不能溶解的，由醚或脂连接细胞壁中的阿糖基木聚糖和木质素等多糖。相关文献表明：不同小麦品种中的酚酸含量及组成状况差别很大，一般冬小麦品种中的总酚酸含量比春小麦中的高。

2）酚酸的生物活性

小麦麸皮中存在的酚酸类成分，包括羟基苯甲酸、龙胆酸、咖啡酸、香草酸、绿原酸、丁香酸、香豆酸和阿魏酸，是其抗氧化活性的关键。在植物体内，酚酸发挥着抗氧化活性等重要作用。其抗氧化机理主要表现为：①通过直接与自由基反应，来减慢或阻止自由基链式反应；②通过络合金属离子，阻止芬顿反应（Fenton reaction）和哈伯-韦斯反应（Harb-Weis）产生·OH自由基；③通过与细胞内酶类发生反应从而阻滞氧化反应；④吸收紫外线。其中酚酸类物质与自由基碰撞后发生抽氢反应失去氢原子成为苯氧自由基的作用最为重要。苯氧自由基相对稳定，可以阻止自由基链式反应。最新研究表明，谷物中的酚酸类物质可能激活或抑制某种特定基因，通过转录子（如激活核因子相关因子2），表达出新的抗氧化剂如谷胱甘肽，从而起到抗氧化作用。

小麦酚酸的不同成分在肠胃中的消化吸收位置不同。谷物麸皮中的酚酸绝大多数以束缚型酚酸的形式存在，这些酚酸与细胞壁相结合，因此主要作用于下消化道，经酶解释放出生物活性物质，可以预防结肠癌等慢性疾病。阿魏酸，化学名为4-羟基-3-甲氧基-2-丙烯酸，欧仕益等研究发现，结合在麦麸膳食纤维上的阿魏酸可以通过结肠微生物发酵而被释放，在结肠内被吸收后，会以其共轭形式（如葡萄糖醛酸）跨越结肠上皮细胞在血浆的水相中发挥其抗氧化作用。此外，阿魏酸等酚酸类物质是一种优良的羟自由基清除剂，可以作为生产香兰素的前体物质而被微生物发酵利用，同时具有降血脂、抗氧化、抗血栓形成、调节人体免疫功能等特性，可广泛地应用于食品、保健品、医药等领域，具有广阔的市场前景。

酚酸被人体吸收后，对人体的健康具有重要作用，可使得糖尿病和心脑血管疾病等代谢类疾病的发病率显著降低。同时，酚酸在癌症的预防中有重要作用，并对环境中的多环芳香烃、亚硝胺以及真菌毒素等有毒物质有抗诱变作用。结合酚在机体内还具有抑制结肠癌、乳腺癌等癌症的功能，可以净化生化酶、抑制启动和促进肿瘤长大的转录因子，并可以降低细胞损伤和死亡率，在防止植物免受紫外辐射方面具有重要作用，并可抑制病原体、保护细胞壁结构的完整性。

1.3.1.3 品种、环境及二者互作对小麦品质的影响

环境和品种分别被认为是影响小麦品质的外在因素和内在因素，是二者共同作用的结果。据报道，不同遗传背景的小麦，其品质之间有很大差异；对于同一遗传背景下不同试点种植的小麦，由于受环境条件变化的影响，其品质同样存在较大差异，如不同年份种植，不同地域，其品质也会表现出明显的差异。例如，蛋白质含量差异可达5%以上。品种和环境对不同品质性状影响的程度不同。因此，本文将重点介绍品种、环境及二者互作对小麦品质

的影响。

（1）基因对小麦品质的影响

研究表明，小麦的籽粒硬度、出粉率、和面时间、面粉白度和耐揉性等主要受品种的影响，同时，品种也是影响小麦淀粉膨胀体积的主要因素。品种对高、低分子量谷蛋白亚基、沉淀值和蛋白质等品质性状有显著影响。王晨阳等认为粉质和拉伸参数等主要受品种效应的影响，表明品种是决定小麦加工品质性状的关键。研究表明，品种也是影响蛋白质品质的主要因素，而蛋白质含量则受环境的影响较大。品种对小麦中维生素 E 含量也有显著影响。修好通过对不同粒色小麦中的维生素 E 含量的测定，发现 24 种小麦品种中维生素 E 总量存在明显的差异，变幅为 18.94~51.83μg/100g，变异系数为 0.239。随着种皮颜色的加深，维生素 E 总量逐渐增加。表明小麦中维生素 E 的含量会受品种的影响。因此，可以通过遗传改良的手段提高维生素 E 在小麦籽粒中的含量。

（2）环境对小麦品质的影响

据报道，环境对蛋白质的影响大于品种的作用。其中环境的差异是影响面筋总量和蛋白质百分含量变异的主要原因。马冬云等研究表明环境对蛋白质含量的影响是品种的 7.2 倍，对湿面筋含量的影响是品种的 1.7 倍。对于环境因素，气候和土壤是决定小麦品质的主要因素。尚勋武的研究表明：面团弹性、面团延伸能力、面筋指数因气候因子的不同而有不同的相关性；降落数值、灰分、白度、颗粒度等指标与气象因子相关性不显著；高蛋白优质小麦对气象因子反应适中，中蛋白质含量品种对气象因子反应敏感，低面筋、低蛋白质含量的品种对气象因子反应不敏感。王晨阳等认为蛋白质和湿面筋主要受种植地点的影响。

1）温度对小麦品质的影响

国内外研究表明，温度是影响小麦品质的重要生态因子之一。它不仅影响小麦的生长发育过程，同时对光合作用、产物转化和呼吸作用等生理过程也影响很大。许多研究表明，小麦全生育期，特别是抽穗至成熟期的日平均气温对品质的影响更大。温度偏高，有利于籽粒蛋白质的积累和品质的提高。曹卫星等研究发现，抽穗期至成熟期间日平均气温每升高 1℃，沉淀值增加 1.09mL，蛋白质含量提高 0.44%。灌浆期间特别是灌浆中后期的温度变化对籽粒蛋白质含量、揉混参数的峰值时间和沉淀值的影响显著。较低的温度对小麦籽粒蛋白质含量的增加和质量的改善不利，其中尤以对蛋白质中谷蛋白的比例影响最大。国外学者认为，随着灌浆期温度的升高，谷蛋白含量的比例显著增加，进而对沉淀值和面团特性也会产生显著的影响。Stone 研究表明，短时高温胁迫或适度高温，都有利于蛋白质含量增加，但面团强度显著降低。然而，高温对不同的小麦品种的影响不同，不同品种间存在着显著差异，因此，温度对小麦品质的影响会因品种的不同而不同。

2）降水对小麦品质的影响

目前，国内外的学者一致认为，降水量与小麦品质呈负相关。研究表明：在小麦成熟前 40~55 天内，每增加 1.25mm 的降水量，小麦籽粒蛋白质含量平均降低 0.75%。小麦全生育期特别是抽穗至成熟期的降水量对籽粒硬度和蛋白质含量的影响较大。降雨较少和湿度较小，蛋白质含量有上升的趋势。因此，旱地小麦蛋白质含量一般高于水地小麦，中国北方小麦蛋白质含量一般高于南方小麦，这是由于北方地区的降水量比南方地区的少。通过研究降水量对小麦品质影响的机理表明，过多的降水容易使小麦根部的硝酸盐流失，从而氮素供应不足，引起根部早衰；光合作用也会受到降水过多的影响，从而使小麦的籽粒蛋白质含量下降。因此，干燥、少雨及光照充足的气候条件有利于小麦蛋白质和面筋含量的提高。马冬云等研究表明降水量在很大程度上影响小麦籽粒的加工品质，表现为蛋白质含量、面团形成时间和稳定时间、延伸度等指标均呈显著负相关。

3）土壤对小麦品质的影响

土壤条件是影响小麦品质的三大要素之一。土壤可以为小麦生长发育提供水、肥、气、热等，几乎与气象条件一样影响小麦的品质。据报道，土壤类型对小麦品质有重要影响，土壤的黏重程度的提高可以引起小麦籽粒蛋白质含量的增加。王浩等通过研究 10 个不同品种的小麦在 5 种不同的土壤类型（河潮土、棕壤、砂姜黑土、潮土、褐土）中品质的比较，结果表明面团形成时间、断裂时间、沉淀值等参数在不同类型间的变异较大，其变异系数分别为 10.08%、14.62%、12.06%。孙君艳等研究表明，土壤类型的不同对小麦品质性状的影响较大，湿面筋和粗蛋白含量会随着土壤黏度（由砂→砂壤→壤土）的增加而增加。马政华等通过研究 4 种不同的土壤类型（潮土、褐土、砂姜黑土和水稻土）对强、中、弱 3 种不同筋力的小麦品种的品质影响，结果表明在褐土和潮土上强筋和弱筋小麦的蛋白质含量及面粉品质较高，而中筋小麦在砂姜黑土和水稻土上的品质较高。从土壤类型看，对于每一种土壤类型，至少有某些小麦品质性状表现突出。因此，在不同的土壤类型上，应该根据需要选择某一品质性状突出的品种，因地制宜，优势互补。此外，土壤的肥力对小麦的品质也有显著影响。土壤肥力高有利于小麦籽粒蛋白质含量的提高，同时也有利于湿面筋含量、沉降值、吸水率、面团形成时间等加工品质的提高。其次，土壤水分、紧实度等对小麦品质也有一定的影响。

（3）品种与环境互作对小麦品质的影响

马冬云等通过对河南省小麦品质的研究，认为品种与环境互作效应对面粉的拉伸阻力的影响最大，其对面粉拉伸阻力的影响是环境的12.7倍，是基因影响的1.3倍。品种与生态环境的互作对小麦籽粒品质、谷蛋白与醇溶蛋白及两者的比值有显著影响。与品种和环境单独效应相比，品种与环境互作对SDS沉淀值、籽粒蛋白质含量及千粒重的影响显著。在不同地区同一品种的差异既受品种控制又受环境控制。对于受基因与环境互作影响的品种，在进行选择时应根据其本身的特性来选配不同的组合，以达到最优的基因环境互作优势。

综上所述，有时某一单一因素对小麦品质起主要作用，而在大多情况下，小麦品质受环境和遗传及其互作的影响，通过品种遗传改良、优质高效种植技术和品种区划均可改善品种的品质性状。但由于不同品质性状受基因、环境及其互作影响的程度不同，对于特定性状应有不同的着重点。乔玉强等指出：对于主要受基因影响的膨胀势力和峰值黏度等品质性状，应选择优质品种；而对于主要受环境影响的硬度等性状，在考虑遗传改良的同时，还应考虑品种的区划种植和优质高效栽培技术，综合各项有利措施促使这些性状最大程度的表达。

1.3.2 燕麦营养品质研究现状

燕麦可预防某些疾病。有研究表明燕麦在干预和治疗肥胖、炎症、Ⅱ型糖尿病以及肠道健康方面具有辅助作用，而这些影响主要与β-葡聚糖，酚酸类物质等功能性成分有关。随着公众对健康饮食习惯的认知度提高，燕麦越来越受到科学研究者和行业的关注。

（1）蛋白质

燕麦中蛋白质含量高于其他谷物，并且是一种优质蛋白质，燕麦的功效比值大于其他谷物，所以燕麦可以被身体很好地吸收和利用，另外，燕麦的优质蛋白质还能促进体内其他营养物质的消化吸收。

（2）脂肪

燕麦的脂肪含量远高于小麦、玉米、谷子等谷物，其含量平均值可达6.3%，尤其包含了大量的不饱和脂肪酸。燕麦中有大量的卵磷脂前体，有着良好的抗氧化性，对清除自由基十分有效。许多研究表明，卵磷脂可以保护心脏，促进婴幼儿大脑发育，降低老年人患老年痴呆的概率。因为燕麦有良好的脂肪结构，所以燕麦是一种新的、营养丰富、健康价值很高的植物脂肪的来源。燕麦麸中的脂肪含量在8%~10%之间，其中不饱和脂肪酸含量较高，占总比的80%左右。

（3）多酚

燕麦具有良好抗氧化性的主要原因是燕麦中的多酚类化合物含量很高。燕麦麸皮中也含有多种酚类物质，具有良好的抗氧化、抗衰老作用。多酚化合物的抗氧化机理除了通过氧化还原反应减少氧气释放到环境中外，也可以通过释放氢作为供氢体与自由基释放到环境中，暴露自己相对稳定自由基的形式打断链自由基。燕麦中有一种特有的物质为燕麦蒽酰胺，蒽酰胺是燕麦中特有的多酚物质，有着比其他多酚更强的生理特性，能够更好地清除自由基。燕麦麸油中还含有丰富的维生素E、植酸、甾醇等功能性成分，因此燕麦麸油在抗氧化性、提高免疫力等方面具有一定的功能影响，可以在食品、保健品、化妆品等产品中广泛应用。

（4）维生素

燕麦中含有大量的维生素以及其他谷物所缺乏的皂苷。燕麦中主要的维生素的种类为B族维生素，其中包括B族维生素中的维生素B_1、维生素B_2、维生素B_3和维生素B_6。此外，维生素E在燕麦维生素中的比例较高，其主要功能是帮助人体扩张末端的血管，改善人体内血液循环，防止心脑血管疾病的发生，对人体十分有益。此外，燕麦还含有一种能够与植物纤维结合的生物有效成分——皂苷，其主要作用是使体内血清中的胆固醇含量变少，防止血管堵塞。同时燕麦中亚油酸的含量很多，对毛细血管有软化作用，能够防止血管硬化。

（5）矿物质

燕麦中的矿物质主要含有钙、镁、铁、锰、锌、钾和磷。丰富的矿物质含量是植物中少有的，这些矿物质能够促进人体的骨骼发育生长，维持体内的生理平衡。燕麦是谷物中硒浓度最高的，是大米、小麦、玉米和其他作物的许多倍，具有增强免疫力和抗衰老作用。

（6）膳食纤维

临床研究表明，燕麦有辅助降血脂、降胆固醇作用，从而能有效预防和辅助治疗高脂血症和脑血管病变。燕麦麸皮中含有丰富的膳食纤维，其中可溶性膳食纤维β-葡聚糖的含量最多，且含量居谷物中第一位。β-葡聚糖能够降低体内胆固醇水平。燕麦富含蛋白质，但是碳水化合物含量相对其他谷物较低。燕麦是糖尿病患者理想的食物之一。燕麦是一种保健食品，可以长期食用，没有毒性的副作用。此外，燕麦还富含可溶性纤维，可以减少用餐次数和用餐量，从而减少脂肪的堆积。燕麦能够帮助有减肥需求的人群进行减重。膳食纤维通过调控肠道微生物的生长繁殖，进而对肥胖、糖尿病、炎症性肠道疾病等多种代谢性疾病均有改善作用。

1.4 谷物功能评价研究进展

1.4.1 抗氧化研究现状

日常饮食中的抗氧化物对慢性疾病的预防有着至关重要的作用。抗氧化物可以阻止活性氧的袭击，减少癌症、冠心病和帕金森等疾病的发生。长期以来，国内外学者对饮食中的天然抗氧化剂密切关注，这是因为：①食物中的抗氧化剂除了能够保护食物自身外，还能避免食物氧化损伤而变质；②摄入人体的抗氧化物可以清除自由基，预防衰老、癌症和心血管疾病等作用；③被机体吸收的抗氧化剂在机体组织器官中发挥作用；④从食物中提取或纯化的抗氧化剂可作为治疗药品。因此，有利于健康的食品更加具有市场竞争力，这主要由于人们希望通过饮食能获取更多的营养物质。有报道指出：三分之二的消费者购买产品时主要考虑该产品是否可以预防某些疾病的发生。当自由基的产生或积累过多时，氧化还原平衡被打破，产生氧化应激，对细胞和生物大分子造成氧化损伤，导致各种疾病的发生，包括心血管疾病、癌症、阿尔茨海默病等。因此，研究具有抗氧化功能食品，对于提高公众健康水平意义重大。同时，开发和研制天然植物抗氧化剂，消除氧自由基对机体的损伤作用，是目前医药和食品研究中的一个重点。

关于小麦及小麦制品的抗氧化能力的报道很多。关于小麦抗氧化的研究有的集中于全麦粒的研究，有的着重于研究麸皮或者胚乳部分，也有许多学者对麦粒或其磨粉后各部分中营养物质及抗氧化特性进行了大量的研究。通过比较瑞士红麦籽粒及磨粉后得到的各部分包括麸皮、糊粉层、微细粒糊粉层（micronized aleurone）的抗氧化能力，得出微细粒糊粉层（micronized aleurone）清除自由基的能力最强。Iqbal 对巴基斯坦的 5 种麦麸的抗氧化能力进行了研究，结果显示其具有良好的清除自由基的能力。

各营养成分在麦粒中的不同部位的含量差别较大，麦麸与糊粉层中的营养物质相比，其总酚含量多 15~18 倍，叶黄素多 4 倍，玉米黄素多 12 倍，β-隐黄质多 2 倍，其不同部位的抗氧化能力因其含量不同而不同。Vaher 比较了麦麸、小麦粉以及麦粒的抗氧化能力，其抗氧化能力由高到低依次为：麦麸、麦粒、小麦粉。同时，Yu 指出科罗拉多地区的麦麸可以清除自由基和显著抑制低密度脂蛋白的脂质过氧化，从而可能降低动脉粥样硬化的发生。

不同提取溶剂对抗氧化能力也有显著影响。Zhu 研究了用不同溶剂提取小麦胚芽，比较其总酚含量及其抗氧化性，结果表明 70%的乙醇提取物具有最好的 1,1-二苯基-2-苦基肼基自由基（1,1-diphenyl-2-picrylhydrazyl radical，DPPH 自由基）清除能力，而无水乙醇提取物的 2,2′-联氮-双-3-乙基苯并噻唑啉-6-磺酸[2,2′-azino-bis（3-ethylbenzothiazoline-6-sulfonic acid），ABTS]自由基清除能力最强。而麦麸中 50%的丙酮提取液清除 DPPH 和 ABTS 自由基的能力要比 70%的甲醇和 70%的乙醇提取液强。

关于小麦粉的营养成分及抗氧化能力的报道较少。Yu 对 3 个冬小麦磨制的小麦粉的清除自由基的能力进行了研究，结果表明，所有被测样品均显示出显著的清除 DPPH 自由基的能力，然而，对于 ABTS 自由基则没有明显的清除作用。同时，研究表明小麦的品种及种植条件可能影响小麦粉清除自由基的能力。此外，对面制品（全麦披萨）的抗氧化能力的研究表明，在一定范围内提高烘烤温度和延长烘烤时间可以提高披萨的抗氧化能力。

1.4.1.1 体外抗氧化评价方法

由于食品等含有多种数量不同的抗氧化物质，生命组织中也存在多种内源性抗氧化物质来抵御生命过程中产生的过剩活性氧，因此，对特定抗氧化剂的体内外抗氧化能力逐一进行测量难度较大。目前已经建立了多种方法用于体外抗氧化活性的评价。抗氧化能力的评价方法根据机制大致有以下5类：①通过对活性氧、氮自由基基团的清除抑制作用来衡量抗氧化活性的高低；②考察还原能力；③对金属离子的螯合能力；④抗氧化物酶的强弱；⑤对氧化酶的抑制作用。目前，评价食品体系中抗氧化能力的常用方法有以下几种。

（1）清除DPPH自由基能力

DPPH自由基在结构上具有苯环的共轭和位阻及硝基的吸电子作用，是一种稳定的自由基。DPPH自由基乙醇溶液呈深紫色，在515nm处有一强吸收峰。其单电子可与自由基清除剂配对而使其吸收逐渐消失，配对电子越多，颜色越浅。该方法的原理是测定对DPPH自由基的还原能力。抗氧化物的活性是通过DPPH自由基剩余一半时所需抗氧化剂的浓度（EC_{50}）以及时间（TEC_{50}）计算而得的。此方法中的DPPH自由基既是自由基指示剂又是氧化剂。此方法的缺点是当被测物与DPPH自由基紫外吸收有重叠时，将会影响测定结果。

（2）氧自由基吸收能力法

氧自由基吸收能力法（oxygen radical absorbance capacity，ORAC）是一个经典的通过氢原子转移来清除由37℃下2,2′-偶氮二异丁基脒二盐酸盐（AAPH），产生的过氧自由基、羟自由基等自由基的能力来评价抗氧化剂的抗氧化活性的方法。该方法是目前国际上常用的一种方法，美国农业部、卫生院、FDA已广泛应用ORAC来评价食品的抗氧化能力。同时，欧洲、日本等国家的食品行业普遍采用ORAC作为功能食品的重要评价标准。

该方法的原理是：以Trolox作为标准对照物，在自由基存在下，被测样品的抗氧化活性可抑制荧光衰减的程度，荧光指示剂随着时间的推移逐渐衰减，每隔2min计数，直到40~60min后绝对荧光值衰减至0.5以下为止。

ORAC方法是目前最为准确、简单、灵敏度高、应用范围广的评价抗氧化活性的方法之一。这种方法的优点是：①采用荧光定量灵敏度高；②可以通过改变自由基和反应体系的溶剂来测定脂溶性和水溶性物质的抗氧化活性，并且适合抗氧化活性的高通量筛选。

（3）ABTS法

该反应属于典型的单电子转移途径。其反应原理是：蓝绿色阳离子ABTS自由基可被具有抗氧化活性的物质氧化而使反应体系褪色。用紫外可见分光光度计在734nm处测定抗氧化剂的吸光值，以此来评价抗氧化剂清除自由基的能力。

此法的优点是：可以用来测定亲脂和亲水性物质的抗氧化活性，这主要因为ABTS自由基易溶于水和有机溶剂。此法的缺点是：①ABTS自由基与不同抗氧化剂间的氧化反应到达同一终点所需的时间不同，所以人为设定的反应时间可能会造成测量结果的不准确；②ABTS自由基不稳定，见光后有褪色现象，操作上需谨慎，易受被测样品的颜色干扰。

（4）羟自由基清除能力

羟自由基清除能力的测定原理是：采用Fenton试剂，以H_2O_2为氧化剂，Fe^{3+}为催化体系催化产生羟自由基，羟自由基与结晶紫发生作用，体系的吸光值下降，利用吸光值的变化间接测定所产生的羟自由基的多少。该法的缺点在于，待检测的抗氧化剂可能与H_2O_2反应或与Fe^{3+}螯合而影响羟自由基的生成，从而使试验结果的准确性受到干扰。

（5）铁还原抗氧化能力法

铁还原抗氧化能力法（ferric reducing/antioxidant power，FRAP）反应属于单电子反应。原理是：Fe^{3+}可被抗氧化物质还原为Fe^{2+}，Fe^{2+}与三吡啶三丫嗪（TPTZ）结合生成蓝色络合物，此物质在593nm处有最大吸收值。因此，根据样品吸光值的大小，计算其抗氧化能力的强弱。该法反映的不是样品清除某一种自由基的能力，而是反应样品的总还原能力。

（6）细胞内抗氧化研究方法

近年来，已有一些研究运用细胞培养技术，在细胞水平上评价受试物的抗氧化能力。Wolfe建立的细胞内抗氧化研究法（cellular antioxidant activity，CAA）为世界上首个标准化的细胞内抗氧化研究法评价方法。该法运用偶氮二异丁基脒盐酸盐（AAPH）诱导产生肝细胞（HepG2 cell）氧化应激模型，对多种抗氧化物质和食物细胞内抗氧化研究法进行了评价。此外，在其他研究报道中，红细胞和内皮细胞等也可作为抗氧化评价的载体。

细胞内抗氧化机理如图1-5所示。图中AAPH（2,2′-偶氮二异丁基脒二盐酸盐）可自发产生过氧自由基，AOx代表抗氧化剂，无荧光的2′,7′-二氯荧光黄双乙酸盐（DCFHDA）可自由穿过细胞膜，容易被细胞内的酯酶水解成还原型二氯荧光素（DCFH），细胞内的过氧自由基或活性氧可以氧化无荧光的DCFH生成有荧光的氧化型二氯荧光素（DCF）。而抗氧化剂可通过以下两条途径来减少活性氧或氧自由基：①AOx 与过氧自由基在细胞膜外部结合，阻止过氧自由基进入细胞内；②AOx 与过氧自由基或活性氧自由基在细胞膜内部结合，阻断 DCFH 氧化生成荧光物质 DCF。通过检测 DCF 的荧光强度以判定细胞内活性氧的水平，进而反映抗氧化剂的活性。

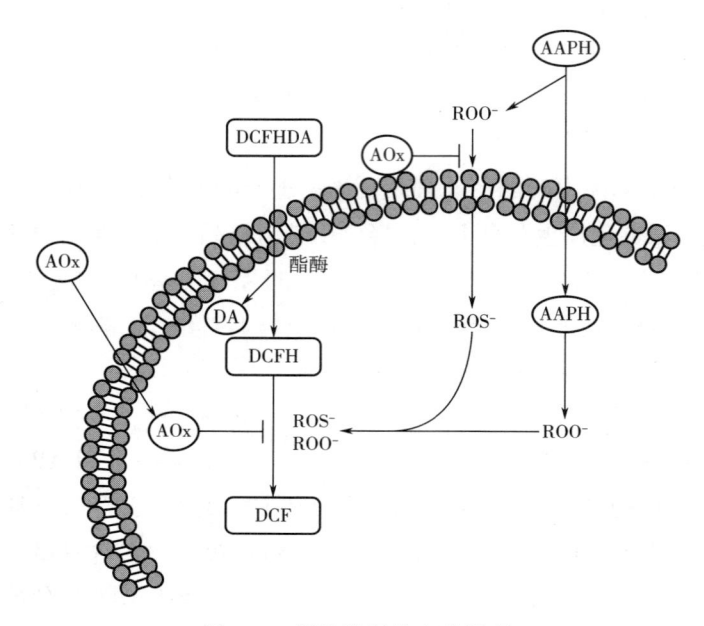

图 1-5　细胞抗氧化实验机理

体外细胞抗氧化评价的优势在于：①能够体现在生物环境下抗氧化物质的吸收、分布等特点，它综合考虑了抗氧化成分在细胞内清除活性氧族能力以及抗氧化成分的生物利用率，比化学抗氧化方法更具有生物相关性，能更好地预测物质在体内的抗氧化活性，从而其抗氧化能力得到更为全面的反映；②CAA 法能够阐明吸收、运输和代谢中的一些机理问题，并且其操作方法简捷、灵敏，可以高通量分析，适合全谷物抗氧化成分的筛选。③可以通过改变氧化应激方式和利用人体不同部位的细胞来具体评价受试物的抗氧化能力。但是这种方法很难标准化，这是由于细胞来源不同，各种细胞检测的结果有明显的差异。另外，细胞抗氧化实验也面临着一些挑战。Girard-Lalancette 研究表明，花椰菜、胡萝卜、桃子等果蔬汁提取物在质量浓度大于 6.25mg/mL 时，DCF 荧光的猝灭作用显著增加，因此测定物质抗氧化活性之前要先测定其对荧光的猝灭作用，否则不能准确评估抗氧化剂清除自由基的能力。

目前，没有任何一种单一反应可以完全、全面地反映抗氧化剂的抗氧化能力。这主要是因为每一种方法都有其适用范围和特点，而且抗氧化物质、自由基以及二者之间作用机制的复杂性，导致不同测定方法的结果不一致。因此，在实验研究中，要想全面科学地评价抗氧化物质的抗氧化活性，一般需要两种以上的方法同时测定，综合对比各种抗氧化能力测定方法的结果，才能全面和准确的了解样品的抗氧化能力。

1.4.1.2 品种、环境及二者互作对小麦抗氧化能力的影响

小麦及其制品的抗氧化能力不仅受小麦品种的影响，同时也受生长环境的影响。通过研究基因、环境及其二者的交互作用对麦麸抗氧化能力的影响表明，小麦的基因对麦麸清除 DPPH 自由基和金属离子螯合能力的影响较大，而其生长环境对清除 ABTS 自由基的能力影响较大，当日照时间和最高气温超过 32℃ 的时间越长，麦麸清除 ABTS 自由基的能力越弱。相比之下，基因与环境的交互作用对其抗氧化能力的影响相对较小。另外，红色小麦麸皮中的总酚含量比白色小麦麸皮中的含量高，并且碱性环境比酸性环境更有利于束缚型酚酸的释放。

1.4.2 抗癌活性研究现状

癌症又称恶性肿瘤，是一群不局限于原有位置、有转移能力的肿瘤细胞。目前认为癌症的发生是细胞内外多种因子共同作用的综合结果。细胞癌变的分子基础是基因突变，是染色体上原癌基因、抑癌基因结构上的变化，改变了细胞生长正常调控规律的结果。外界环境因素也可能导致癌症的发生，其主要包括生物因素、物理因素和化学因素。其中生物因素包括致癌病毒，既有 RNA 病毒又有 DNA 病毒；物理因素包括辐射与放射等；烟草、乙醇等化学因素也可导致细胞癌变的发生。

关于粮食作物的抗癌能力也有报道。Zbasnik 研究了高粱干馏后得到的脂类对 Caco-2 细胞增生的抑制作用，结果表明当脂肪浓度为 $400 \sim 1000 \mu g/mL$ 时，Caco-2 细胞的活性降低 $25\% \sim 50\%$。同时，维生素 E、甾醇、醛类等物质的协同或增效作用也可能对 Caco-2 细胞的增生有抑制作用。另有研究表明，麦麸中的植酸对癌细胞的形态、细胞分裂有一定的影响。小麦胚芽可以

抑制结肠上皮细胞的增殖。Borowicki 发现发酵的小麦糊粉粒可以遏制 HT-29 细胞周期生长，从而加速细胞凋亡。也有研究表明，小麦粉中发挥抑制肠癌细胞增殖作用的主要成分包括阿魏酸、对香豆酸和生育三烯酚。

目前，全麦粉抗癌方面的研究文献结果表明实验中的全麦粉样品具有抑制 HT-29 细胞增殖的作用，且具有抗炎作用，可抑制白介素 1β 信使核糖核酸的表达，但对肿瘤坏死因子核糖核酸的表达无抑制作用。然而，目前关于小麦粉是否具有抗癌能力方面的报道较少。

1.4.3 降血糖

燕麦 β-葡聚糖被认为是燕麦和燕麦麸皮中主要的生物活性物质，它具有辅助降血糖、降胆固醇、抗肥胖等生理功能。食用含高纤维燕麦麸浓缩物的面包可降低非胰岛素依赖型糖尿病病人的血糖，改善高胰岛素血症。来自一项前瞻性的研究显示燕麦片、黑面包、糙米、以及添加麸皮和小麦胚芽的饮食习惯与Ⅱ型糖尿病的风险较低具有显著相关性，建议将这些食品作为预防Ⅱ型糖尿病健康饮食的一部分。Janda 等研究发现每 30g 可用碳水化合物中至少含有 4g β-葡聚糖，才能使其具有降糖作用。另外该研究结果表明，摄入超过 5g 燕麦 β-葡聚糖可延长餐后饱腹感，同时会减少随后一餐中热量的摄入，这可能也是改善肥胖的原因。有研究表示在碳水化合物中添加 1.6g β-葡聚糖就可以使血糖增量的曲线下面积下降超过 20%，但葡萄糖峰值上升减少 20% 只需要 0.4g β-葡聚糖。因此可看出 β-葡聚糖对峰值上升的影响大于峰下面积，这可能反映了黏性膳食纤维调节葡萄糖吸收动力学的方式。

1.4.4 降血脂

不同燕麦产品（燕麦面条组、燕麦馒头组）对高脂饮食诱导高脂血症小鼠血脂和抗氧化指标的影响存在明显不同，其结果表明与燕麦面条组相比，燕麦馒头可以显著降低小鼠血液和肝脏中的甘油三酯、总胆固醇和低密度脂蛋白。Dong 等研究发现富含 β-葡聚糖的燕麦产品可以通过调节肠道微生物群和促进短链脂肪酸（short chain fatty acids，SCFAs）水平的升高来减轻肥胖和相关的代谢紊乱，其中含有 8% β-葡聚糖的燕麦麸减肥、降脂效果最好。喂食高脂饮食诱导肥胖小鼠 10 周的 β-葡聚糖后，发现可显著改善血脂状况（甘油三酯、总胆固醇、高密度脂蛋白胆固醇和低密度脂蛋白胆固醇水平）和附睾脂肪细胞大小。此外β-葡聚糖减少了肝脏中脂质积累并加速了脂质分解。相比于普通挂面，含有70%燕麦的挂面可以显著降低糖脂代谢综合征患者血液中甘油三酯和总胆固醇含量，对血糖和胰岛素的升高也有一定的干预作用。一项随机试验结果表示血液中甘油三酯含量高的受试者同时摄入低能量饮食和燕麦麸时，血清中的总胆固醇含量才会显著下降8.3%，而低密度脂蛋白仅在与燕麦麸和橄榄油一起使用时才会显著下降20.0%。

1.4.5 抗炎作用

Kopiasz等研究不同摩尔质量的纯燕麦β-葡聚糖组分对早期喂食2,4,6-三硝基苯磺酸（TNBS）诱导结肠炎大鼠的抗氧化作用。其结果表明燕麦β-葡聚糖对TNBS诱导结肠炎动物具有间接的抗氧化作用，对低摩尔质量燕麦-葡聚糖结肠炎症的全身作用更大。白俊英的研究结果也表明燕麦β-葡聚糖对LPS诱导的巨噬细胞炎症模型和DSS诱导小鼠结肠炎症模型具有明显的改善作用，可抑制炎症因子，保护肠屏障，调节肠道微生物。蒽酰胺是一种只存在于燕麦中特有的可溶性酚类生物碱，并且在燕麦麸皮中含量更多，具有抗炎、抗氧化和抗癌特性。有研究证明蒽酰胺通过调控DDX3的表达抑制线粒体生物能量的产生，导致线粒体肿胀和活性氧产生增加，进一步达到抗肿瘤的作用。在高脂饮食中加入浓度为400g/kg的低剂量蒽酰胺燕麦麸可显著减少脂肪损伤的发生，其程度与低脂肪饮食组小鼠相当。此外与高脂组小鼠相比，在高脂饮食中加入高剂量蒽酰胺的燕麦麸可显著减少64%的脂肪损伤形成，与低脂肪饮食组小鼠相比减少46.4%。

参考文献

[1] Abdel-Aal, E S M, Hucl P, et al. Screening spring wheat for midge resistance in relation to ferulic acid content [J]. Journal of Agricultural and Food Chemistry, 2001, 49 (8): 3559-3566.

[2] Adom K K, Sorrells M E, Liu R H. Phytochemical profiles and antioxidant activity of wheat varieties [J]. Journal of Agricultural and Food Chemistry, 2003, 51 (26): 7825-7834.

[3] Adom K K, Sorrells M E, Liu R H. Phytochemicals and antioxidant activity of milled fractions of different wheat varieties [J]. Journal of Agricultural and Food Chemistry, 2005, 53 (6): 2297-2306.

[4] AlFaris N A, Ba-Jaber A S. Effects of a low-energy diet with and without oat bran and olive

[5] oil supplements on body mass index, blood pressure, and serum lipids in diabetic women: A randomized controlled trial [J]. Food Science & Nutrition, 2020, 8 (7): 3602-3609.

[5] Baker M A, Cerniglia G J, Zaman A. Microtiter plate assay for the measurement of glutathione and glutathione disulfide in large numbers of biological samples [J]. Analytical Biochemistry, 1990, 190 (2): 360-365.

[6] Beaugrand J, Crônier D, Debeire P, et al. Arabinoxylan and hydroxycinnamate content of wheat bran in relation to endoxylanase susceptibility [J]. Journal of Cereal Science, 2004, 40 (3): 223-230.

[7] Blasa M, Angelino D, Gennari L, et al. The cellular antioxidant activity in red blood cells (CAA-RBC): a new approach to bioavailability and synergy of phytochemicals and botanical extracts [J]. Food Chemistry, 2011, 125 (2): 685-691.

[8] Borowicki A, Stein K, Scharlau D, et al. Fermented wheat aleurone inhibits growth and induces apoptosis in human HT29 colon adenocarcinoma cells [J]. British Journal of Nutrition, 2010, 103 (3): 360-369.

[9] Bramley P M, Elmadfa I, Kafatos A, et al. Vitamin E [J]. Journal of the Science of Food and Agriculture, 2000, 80 (7): 913-938.

[10] Cao G, Prior R L. Comparison of different analytical methods for assessing total antioxidant capacity of human serum [J]. Clinical Chemistry, 1998, 44 (6): 1309-1315.

[11] Demmig-Adams B, Gilmore A, Adams W W. Carotenoids 3: in vivo function of carotenoids in higher plants [J]. The FASEB Journal, 1996, 10 (4): 403-412.

[12] Dong J, Zhu Y, Ma Y, et al. Oat products modulate the gut microbiota and produce anti-obesity effects in obese rats [J]. Journal of Functional Foods, 2016, 25: 408-420.

[13] Eitsuka T, Nakagawa K, Miyazawa T. Down-regulation of telomerase activity in DLD-1 human colorectal adenocarcinoma cells by tocotrienol [J]. Biochemical and Biophysical Research Communications, 2006, 348 (1): 170-175.

[14] Fu R, Yang P, Li Z, et al. Avenanthramide a triggers potent ros–mediated anti-tumor effects in colorectal cancer by directly targeting DDX3 [J]. Cell Death & Disease, 2019, 10 (8): 1-14.

[15] Hu Y, Ding M, Sampson L, et al. Intake of whole grain foods and risk of type 2 diabetes: results from three prospective cohort studies [J]. BMJ, 2020, 370: 1-11.

[16] Iqbal S, Bhanger M, Anwar F. Antioxidant properties and components of bran extracts from selected wheat varieties commercially available in Pakistan [J]. LWT-food Science and Technology, 2007, 40 (2): 361-367.

[17] Ishige K, Schubert D, Sagara Y. Flavonoids protect neuronal cells from oxidative stress by

three distinct mechanisms [J]. Free radical biology and medicine, 2001, 30 (4): 433-446.

[18] Janda K, Orłowska A, Watychowicz K, et al. The role of oat products in the prevention and therapy of type 2 diabetes, hypercholesterolemia and obesity [J]. Pomeranian Journal of Life Sciences, 2019, 65 (4): 30-36.

[19] Janicke B, Hegardt C, Krogh M, et al. The antiproliferative effect of dietary fiber phenolic compounds ferulic acid and p-coumaric acid on the cell cycle of Caco-2 cells [J]. Nutrition and Cancer, 2011, 63 (4): 611-622.

[20] Jenab M, Thompson L U. Phytic acid in wheat bran affects colon morphology, cell differentiation and apoptosis [J]. Carcinogenesis, 2000, 21 (8): 1547-1552.

[21] Kim K H, Tsao R, Yang R, et al. Phenolic acid profiles and antioxidant activities of wheat bran extracts and the effect of hydrolysis conditions [J]. Food Chemistry, 2006, 95 (3): 466-473.

[22] Kiss R, Camby I, Duckworth C, et al. In vitro influence of Phaseolus vulgaris, Griffonia simplicifolia, concanavalin A, wheat germ, and peanut agglutinins on HCT-15, LoVo, and SW837 human colorectal cancer cell growth [J]. Gut, 1997, 40 (2): 253-261.

[23] Klepacka J, Fornal Ł. Ferulic acid and its position among the phenolic compounds of wheat [J]. Critical Reviews in Food Science and Nutrition, 2006, 46 (8): 639-647.

[24] Kopiasz Ł, Dziendzikowska K, Gajewska M, et al. Time-dependent indirect antioxidative effects of oat beta-glucans on peripheral blood parameters in the animal model of colon inflammation [J]. Antioxidants, 2020, 9 (5): 375.

[25] Le Tutour, B. Antioxidative activities of algal extracts, synergistic effect with vitamin E [J]. Phytochemistry, 1990, 29 (12): 3759-3765.

[26] Łuczaj W, Zapora E, Szczepański M, et al. Polyphenols action against oxidative stress formation in endothelial cells [J]. Acta Poloniae Pharmaceutica, 2009, 66 (6): 617.

[27] Luo J L, Hammarqvist F, Cotgreave I A, et al. Determination of intracellular glutathione in human skeletal muscle by reversed-phase high-performance liquid chromatography [J]. Journal of Chromatography b: Biomedical Sciences and Applications, 1995, 670 (1): 29-36.

[28] Maeda H, Song W, Sage T L, et al. Tocopherols play a crucial role in low-temperature adaptation and phloem loading in Arabidopsis [J]. The Plant Cell Online, 2006, 18 (10): 2710-2732.

[29] Magalhães L M, Segundo M A, Reis S, et al. Methodological aspects about in vitro evaluation of antioxidant properties [J]. Analytica Chimica Acta, 2008, 613 (1): 1-19.

[30] Miao Z, Kayahara H, Tadasa K. Synthesis and biological activities of ferulic acid-amino

acid derivatives [J]. Bioscience, Biotechnology, and Biochemistry, 1997, 61 (3): 527-529.

[31] Moore J, Hao Z, Zhou K, et al. Carotenoid, tocopherol, phenolic acid, and antioxidant properties of Maryland-grown soft wheat [J]. Journal of Agricultural and Food Chemistry, 2005, 53 (17): 6649-6657.

[32] Moore J, Liu J G, Zhou K, et al. Effects of genotype and environment on the antioxidant properties of hard winter wheat bran [J]. Journal of Agricultural and Food Chemistry, 2006, 54 (15): 5313-5322.

[33] Moore J, Luther M, Cheng Z, et al. Effects of baking conditions, dough fermentation, and bran particle size on antioxidant properties of whole-wheat pizza crusts [J]. Journal of Agricultural and Food Chemistry, 2009, 57 (3): 832-839.

[34] Mpofu A, Sapirstein H D, Beta T. Genotype and environmental variation in phenolic content, phenolic acid composition, and antioxidant activity of hard spring wheat [J]. Journal of Agricultural and Food Chemistry, 2006, 54 (4): 1265-1270.

[35] Nomura T, Kikuchi M, Kubodera A, et al. Proton-donative antioxidant activity of fucoxanthin with 1,1-diphenyl-2-picrylhydrazyl (DPPH) [J]. IUBMB Life, 1997, 42 (2): 361-370.

[36] Okarter N, Liu C S, Sorrells M E, et al. Phytochemical content and antioxidant activity of six diverse varieties of whole wheat [J]. Food Chemistry, 2010, 119 (1): 249-257.

[37] Ou B, Hampsch-Woodill M, Flanagan J, et al. Novel fluorometric assay for hydroxyl radical prevention capacity using fluorescein as the probe [J]. Journal of Agricultural and Food Chemistry, 2002, 50 (10): 2772-2777.

[38] Pick M E, Hawrysh Z J, Gee M I, et al. Oat bran concentrate bread products improve long-term control of diabetes: a pilot study [J]. Journal of the American Dietetic Association, 1996, 96 (12): 1254-1261.

[39] Punia S, Sandhu K S, Dhull S B, et al. Oat starch: Physico-chemical, morphological, rheological characteristics and its applications-A review [J]. International Journal of Biological Macromolecules, 2020, 154: 493-498.

[40] Rani K, Prasada Rao U, Leelavathi K, et al. Distribution of enzymes in wheat flour mill streams [J]. Journal of Cereal Science, 2001, 34 (3): 233-242.

[41] Renger A, Steinhart H. Ferulic acid dehydrodimers as structural elements in cereal dietary fibre [J]. European Food Research and Technology, 2000, 211 (6): 422-428.

[42] Rice-Evans C, Miller N, Paganga G. Antioxidant properties of phenolic compounds [J]. Trends in Plant Science, 1997, 2 (4): 152-159.

[43] Ronald L, Wu X, Schaich K. Standardized methods for the determination of antioxidant ca-

pacity and phenolics in foods and dietary supplements [J]. Journal of Agricultural and Food Chemistry, 2005, 53 (10): 4290-4302.

[44] Sang S, Chu Y F. Whole grain oats, more than just a fiber: Role of unique phytochemicals [J]. Molecular Nutrition & Food Research, 2017, 61 (7): 1600715.

[45] Skrabanja V, Kreft I, Golob T, et al. Nutrient content in buckwheat milling fractions [J]. Cereal Chemistry, 2004, 81 (2): 172-176.

[46] Sloan A E. The top ten functional food trends [J]. Food Technology, 2000, 54 (4): 33-62.

[47] Stalikas C D. Extraction, separation, and detection methods for phenolic acids and flavonoids [J]. Journal of Separation Science, 2007, 30 (18): 3268-3295.

[48] Stone W L, Papas A, Gunstone F. Tocopherols, tocotrienols and vitamin E [J]. Lipids for Functional Foods and Nutraceuticals, 2003: 53-72.

[49] Thomas M, Kim S, Guo W, et al. High levels of avenanthramides in oat-based diet further suppress high fat diet-induced atherosclerosis in Ldlr-/-mice [J]. Journal of Agricultural and Food Chemistry, 2018, 66 (2): 498-504.

[50] Tripathi V, Mohd A S, Ashraf T. Avenanthramides of oats: medicinal importance and future perspectives [J]. Pharmacognosy Reviews, 2018, 12 (23): 66-71.

[51] Vaher M, Matso K, Levandi T, et al. Phenolic compounds and the antioxidant activity of the bran, flour and whole grain of different wheat varieties [J]. Procedia Chemistry, 2010, 2 (1): 76-82.

[52] Ward J L, Poutanen K, Gebruers K, et al. The HEALTHGRAIN cereal diversity screen: concept, results, and prospects [J]. Journal of Agricultural and Food Chemistry, 2008, 56 (21): 9699-9709.

[53] Whent M, Huang H, Lutterodt H, et al. Phytochemical composition, anti-inflammatory, and antiproliferative activity of whole wheat flour [J]. Journal of Agricultural and Food Chemistry, 2012, 60 (9): 2129.

[54] Wolever T M S, Jenkins A L, Prudence K, et al. Effect of adding oat bran to instant oatmeal on glycaemic response in humans-a study to establish the minimum effective dose of oat β-glucan [J]. Food & Function, 2018, 9 (3): 1692-1700.

[55] Wolfe K L, Liu R H. Cellular antioxidant activity (CAA) assay for assessing antioxidants, foods, and dietary supplements [J]. Journal of Agricultural and Food Chemistry, 2007, 55 (22): 8896-8907.

[56] Yu L, Haley S, Perret J, et al. Comparison of wheat flours grown at different locations for their antioxidant properties [J]. Food Chemistry, 2004, 86 (1): 11-16.

[57] Yu L, Zhou K, W Parry J. Inhibitory effects of wheat bran extracts on human LDL oxidation and free radicals [J]. LWT-Food Science and Technology, 2005, 38 (5): 463-470.

[58] Yu S, Wang J, Li Y, et al. Structural studies of water-insoluble β-glucan from oat bran and its effect on improving lipid metabolism in mice fed high-fat diet [J]. Nutrients, 2021, 13 (9): 3254.

[59] Zbasnik R, Carr T, Weller C, et al. Antiproliferation properties of grain sorghum dry distiller's grain lipids in caco-2 cells [J]. Journal of Agricultural and Food Chemistry, 2009, 57 (21): 10435-10441.

[60] Zhou K, Laux J J, Liangli Yu. Comparison of Swiss red wheat grain and fractions for their antioxidant properties [J]. Journal of Agricultural and Food Chemistry, 2004, 52 (5): 1118-1123.

[61] Zhou K, Yu L. Effects of extraction solvent on wheat bran antioxidant activity estimation [J]. LWT-Food Science and Technology, 2004, 37 (7): 717-721.

[62] Zhu K X, Lian C X, Guo X N, et al. Antioxidant activities and total phenolic contents of various extracts from defatted wheat germ [J]. Food Chemistry, 2011, 126 (3): 1122-1126.

[63] Zurbau A, Noronha J C, Khan T A, et al. The effect of oat β-glucan on postprandial blood glucose and insulin responses: a systematic review and meta-analysis [J]. European Journal of Clinical Nutrition, 2021, 75 (11): 1540-1554.

[64] 白俊英. 肠道微生物代谢燕麦β-葡聚糖及对小鼠肠道炎症的影响 [D]. 无锡: 江南大学, 2021.

[65] 丁霄霖, 张大煜. 由小麦胚芽提取天然生育酚的研究 [J]. 无锡轻工大学学报: 食品与生物技术, 1995, 14 (1): 24-30.

[66] 高向阳, 冯晓枝, 孙灵霞, 等. 南阳彩色小麦中维生素含量的研究初报 [J]. 安徽农业科学, 2006, 34 (11): 2355-2357.

[67] 郭长江, 杨继军, 李云峰, 等. FRAP法测定水果不同部分抗氧化活性 [J]. 中国公共卫生, 2003, 19 (7): 841-843.

[68] 韩雅珊. 类胡萝卜素的功能研究进展. 中国农业大学学报, 1999, 4 (1): 5-9.

[69] 黄相国, 葛菊梅. 燕麦（Avena sativa L.）的营养成分与保健价值探讨. 麦类作物学报, 2004 (4): 147-149.

[70] 惠伯棣. 类胡萝卜素化学及生物化学 [J]. 北京: 中国轻工业出版社, 2005.

[71] 李春花, 梅春光. 燕麦的营养成分及营养保健价值的研究进展 [J]. 现代农业, 2010 (5): 134-135.

[72] 陶贵鹏, 李明月. 小麦胚与VE营养保健价值 [J]. 粮油食品科技, 2002, 10

（1）：2.

[73] 刘璐，严玉仙．乳腺癌妇女血清硒和dl—α—生育酚水平［J］．国外医学：医学地理分册，2003，24（2）：60-61．

[74] 刘文婷，张斌，张新军，等．燕麦馒头对高脂小鼠降血脂、抗氧化及保护肝脏作用的研究［J］．食品科技，2020，45（6）：180-185．

[75] 马爱国．抗氧化营养素对DNA损伤的保护作用［J］．青岛医学院学报，1996，32（2）：95-97．

[76] 马德泉，田长叶，杨海鹏．裸燕麦营养与人类健康［J］．青海农林科技，1998（1）：33-35．

[77] 欧仕益，李炎．麦麸膳食纤维清除羟自由基的研究［J］．营养学报，1999，21（2）：191-195．

[78] 潘琪锋．高含量燕麦粉的面包预拌粉研究［D］．无锡：江南大学，2021．

[79] 孙延芳，王成社，杨进荣，等．硬粒小麦类胡萝卜素含量的定量分析［J］．西北农林科技大学学报：自然科学版，2007，35（5）：102-106．

[80] 孙伊琳．高添加燕麦挂面加工技术研究及其调脂降糖功能评价［D］．镇江：江苏大学，2019．

[81] 王庆伟．类胡萝卜素的研究进展与临床应用［J］．中国药事，2000，14（1）：58-60．

[82] 修妤，赵善仓，王宪泽．不同粒色小麦籽粒维生素E含量及其与籽粒色素的相关性［J］．麦类作物学报，2009，29（4）：608-612．

[83] 续洁琨，姚新生，栗原博．抗氧化能力指数（ORAC）测定原理及应用［J］．中国药理学通报，2006，22（8）：1015-1021．

[84] 许效群，霍乃蕊，王彦军．燕麦芽的最佳萌发期及麦芽总多酚的抗氧化活性［J］．中国食品学报，2014，14（5）：163-168．

[85] 杨百路，徐现春．我国面粉行业现状及发展趋势［J］．农业发展与金融，2011（1）：3.

[86] 郁永辉，刘柯杉，王静．燕麦蒽酰胺生理功能研究进展［J］．食品科学技术学报，2020，38（6）：21-28．

[87] 赵彦慧，王照兰，杜建材，等．燕麦种质资源引进与主要农艺性状比较研究［J］．北方农业学报，2018，46（2）：1-9．

[88] 张丽萍，翟爱华．燕麦的营养功能特性及综合加工利用［J］．食品与机械，2004（2）：55-57．

第 2 章　谷物营养成分分析与功能评价方法

2.1　燕麦麸皮超微粉对高脂饮食诱导小鼠肥胖干预作用的研究方法

2.1.1　实验动物的饲养

SPF 级 6 周龄 C57BL/6 雄性小鼠购买于内蒙古医科大学动物实验中心，在 SPF 级动物房中饲养，饲养条件为室内温度（22±2）℃，湿度 40%，光照 12h，黑暗 12h，交替保持，小鼠可自由进食和饮水。适应性饲养一周后，将小鼠随机分为 5 组（图 2-1）：①正常组（C），$n=10$；②正常+燕麦麸皮组（CB），$n=10$；③高脂+燕麦麸皮组（PB），$n=10$；④高脂+奥利司他组（Y），$n=10$；⑤高脂组（P），$n=20$。小鼠同室分笼饲养，每笼 3~4 只。各组小鼠每天灌胃剂量：CB 组和 PB 组 5%燕麦麸皮灌胃 0.2mL，即 0.42g/(kg·d)，Y 组灌胃 0.72%奥利司他溶液 0.2mL，即 60mg/(kg·d)，正常组和高脂组小鼠每天灌胃同等体积的生理盐水，连续灌胃 9 周。所有实验均经内蒙古农业大学动物伦理委员会批准［SYXK（蒙）2020—0002］。

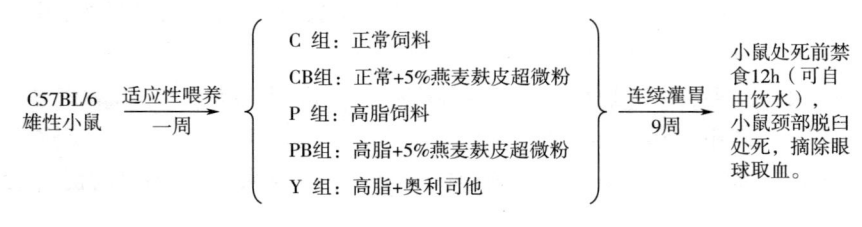

图 2-1　动物实验分组

禁食前刺激小鼠排便，收集粪便样品立即冷冻在液氮中。所有组织和粪便样品均保存在-80℃下，分析时再取出。小鼠处死前禁食12h（可自由饮水），小鼠颈部脱臼处死，摘除眼球取血，血液收集在抗凝采血管中，然后在2500r/min、4℃下离心10min，收集血清上清液，保存于-80℃冰箱中。

2.1.2 测定小鼠体重、腹部脂肪、肝脏重量以及肝脏指数

各组小鼠每周测量体重、摄食量。采集小鼠的肝脏和腹部脂肪组织，用生理盐水清洗干净，滤纸吸干后称重。记录每只小鼠的各脏器重量，计算各脏器与体重的比值，记为脏器系数。肝脏指数=（肝湿重/小鼠体重）×100%。

2.1.3 血糖和血清生化指标的测定

眼眶采血后，按照血糖仪说明书测定血糖浓度。利用全自动分析仪测定总胆固醇（total cholesterol，TC）、甘油三酯（triglycerides，TG）、高密度脂蛋白胆固醇（high density lipoprotein cholesterol，HDL-C）、低密度脂蛋白胆固醇（low density lipoprotein cholesterol，LDL-C）、总胆汁酸（total bile acid，TBA）、谷草转氨酶（aspartate aminoxansferase，AST）、谷丙转氨酶（alanine aminotransferase，ALT）指标均采用相应试剂盒进行检测。

2.1.4 胰岛素和瘦素测定

利用ELISA试剂盒测定血清中胰岛素、血清和脂肪瘦素的含量。

2.1.5 粪便脂质的测定

采集第8周小鼠粪便总量，以1∶10（W/V）的比例制备粪便/生理盐水匀浆液，6000r/min离心1min取上清液，粪便TC和TG含量利用试剂盒进行检测。

2.1.6 肝脏、小肠及腹部脂肪苏木素—伊红染色、石蜡切片

采集肝脏、远端结肠组织和腹部脂肪组织放入固定液中，保持细胞形态，以便用于组织切片、染色。将固定好的组织进行脱水、浸蜡、石蜡包埋、切片后，使用不同浓度的乙醇多次冲洗，最后经苏木素—伊红（hematoxylin-eosin，HE）染色，将切片多次冲洗，脱水透明后晾干，中性树胶封片，再倒置在显微镜下观察、拍照、图像采集分析。

2.2 基于非靶向代谢组学研究燕麦麸皮超微粉干预高脂饮食诱导肥胖小鼠的差异代谢物研究方法

2.2.1 样本制备

取50mg固体样本（结肠内容物）于1.5mL离心管中，加入400μL提取液（乙腈∶甲醇=1∶1），涡旋混匀30s后，低温超声提取30min（5℃，40kHz），将样品静置于-20℃、30min，在4℃、13000r/min下离心15min，移取上清液，氮气吹干，取120μL复溶液（乙腈∶水=1∶1）复溶，低温超声萃取5min（5℃，40kHz），4℃、13000r/min离心5min，移取上清液至带内插管的进样小瓶中上机分析。

2.2.2 质控样本

取等体积的所有样本代谢物混合制备成质控样本（quality control，QC），在仪器分析过程中，每6个样本中插入一个QC样本，以考察整个分析过程的重复性。

2.2.3 LC-MS/MS分析

本次LC-MS分析的仪器平台为AB SCIEX公司的超高效液相色谱串联飞行时间质谱UPLC-TripleTOF系统。

色谱条件：10μL样本经BEH C18色谱柱（100mm×2.1mm i.d.，1.8μm）分离后进入质谱检测。流动相A：水（含0.1%甲酸），流动相B：乙腈/异丙醇（1/1）（含0.1%甲酸）。分离梯度：0~3min，流动相A线性从95%降至80%，流动相B线性从5%升至20%；3~9min，流动相A线性从80%降至5%，流动相B线性从20%升至95%；9~13min，流动相A线性维持5%，流动相B线性维持95%；13.0~13.1min，流动相A线性从5%升至95%，流动相B线性从95%降至5%；13.1~16min，流动相A线性维持95%，流动相B线性维持5%。流速为0.40mL/min，柱温为40℃。

质谱条件：样品质谱信号采集采用正负离子扫描模式，质量扫描范围m/z：

50~1000。离子喷雾电压，正离子电压 5000V，负离子电压 4000V，去簇电压 80V，喷雾气 345kPa，辅助加热气 345kPa，气帘气 207kPa，离子源加热温度 500℃，20~60V 循环碰撞能。

2.2.4 小鼠脂代谢相关酶的活性测定

腺苷酸活化蛋白激酶（adenosine 5′-monophosphate（AMP）-activated protein kinase，AMPK）、脂肪酸合成酶（fatty acid synthase，FAS）、脂蛋白脂酶（lipoprotein lipase，LPL）、乙酸辅酶 A 羧化酶 1（acetyl-CoA carboxylase 1，ACC1）、甾醇调节元件结合蛋白（sterol-regulatory element binding proteins，SREBPs）酶活性按照武汉新启迪生物科技有限公司 ELISA 试剂盒的方法，利用双抗体夹心酶联免疫吸附法测定肝脏中 AMPK 酶活、FAS 酶活、LPL 酶活、ACC1 酶活、SREBPs 酶活。

2.2.5 数据处理

上机完成之后，LC-MS 原始数据导入代谢组学处理软件 Progenesis QI（Waters Corporation，Milford，USA）进行基线过滤、峰识别、积分、保留时间校正、峰对齐，最终得到一个保留时间、质荷比和峰强度的数据矩阵，数据矩阵用 50%规则来去除缺失值，即保留至少一组样品中非零值 50%以上的变量，再进行填补空缺值（原始矩阵中最小值填补空缺值），为减小样品制备及仪器不稳定带来的误差，用总和归一化法对样本质谱峰的响应强度进行归一化，得到归一化后的数据矩阵。同时删除 QC 样本相对标准偏差（RSD）> 30%的变量，并进行对数化处理，得到最终用于后续分析的数据矩阵。同时将 MS 和 MSMS 质谱信息与代谢公共数据库 HMDB 和 Metlin 数据库进行匹配，得到代谢物信息。

2.3 发芽燕麦多酚生物可及性研究方法

2.3.1 燕麦发芽

燕麦籽粒挑选除杂，以避免杂质影响发芽过程的正常进行。经除杂处理的燕麦籽粒，用去离子水冲洗干净。在室温条件下，用去离子水避光浸泡12h。将样品沥干，平铺在发芽盘中，用湿润纱布覆盖以防止水分蒸发，影响燕麦种子发芽。将用湿润纱布覆盖好的样品放入30℃培养箱中，相对湿度95%下避光发芽5d。期间，每12h通气换水一次，通气换水过程中应注意轻拿轻放，以防折断燕麦新芽。每天定时取出样品备用。

2.3.2 体外模拟消化模型

参考李贻等配制：模拟口腔液为100mL、1mmol/L、pH 7.0 的 $CaCl_2$ 溶液溶解1.3g的淀粉酶；模拟胃液为4g胃蛋白酶溶于100mL、0.01%的HCl溶液；模拟肠液为0.4g的胰酶与2.5g胆汁盐溶于100mL、0.1mol/L、pH 7.0 碳酸钠缓冲液。

2.3.2.1 体外模拟口腔消化

参照陈壁等的实验方法，稍作修改，体外模拟口腔消化的具体步骤见图2-2。

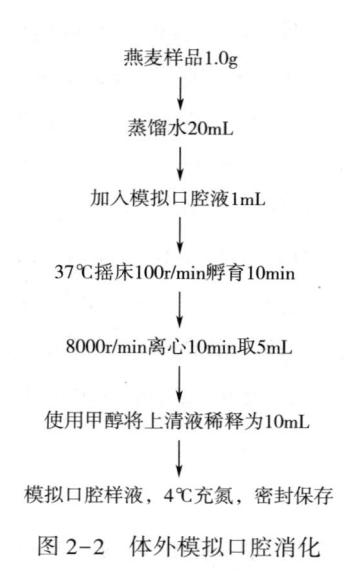

```
燕麦样品1.0g
    ↓
蒸馏水20mL
    ↓
加入模拟口腔液1mL
    ↓
37℃摇床100r/min孵育10min
    ↓
8000r/min离心10min取5mL
    ↓
使用甲醇将上清液稀释为10mL
    ↓
模拟口腔样液，4℃充氮，密封保存
```

图2-2 体外模拟口腔消化

2.3.2.2 体外模拟胃消化

参照邹青飞的实验方法，稍作修改，体外模拟胃消化的具体步骤见图2-3。

2.3.2.3 体外模拟肠消化

胃消化阶段结束后，将胃消化液迅速置于冰水中冷却，然后按照图2-4

所示进行体外模拟肠消化，得到肠消化样品，并将体外模拟肠消化离心后的残渣冷冻干燥，在-80℃下充氮冷冻保存。

```
体外模拟口腔消化液
        ↓
0.1mol/L HCL调节pH至2.0
        ↓
    加入模拟胃液4mL
        ↓
 37℃摇床100r/min消化2h
        ↓
8000r/min离心10min取5mL上清液
        ↓
 使用甲醇将上清液稀释为10mL
        ↓
 模拟胃样液，4℃充氮，密封保存
```

图 2-3　体外模拟胃消化

```
体外模拟胃消化液
        ↓
0.1mol/L NaOH调节pH至5.6
        ↓
加入模拟肠液4mL，将pH调至7.2
        ↓
 37℃摇床80r/min消化2h
        ↓
8000r/min离心10min 取5mL上清液
        ↓
 使用甲醇将上清液稀释为10mL
        ↓
 模拟肠样液，4℃充氮，密封保存
```

图 2-4　体外模拟胃消化

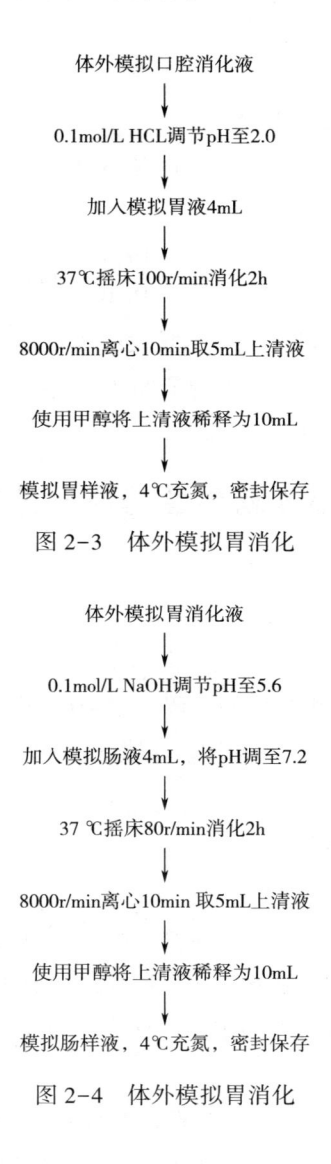

2.3.3　体外结肠发酵

将体外模拟肠消化后的残渣与90mL培养基充氮除氧后，于4℃水合16h。水合后加入10mL粪便接种物，充氮除氧，37℃厌氧培养72h。于发酵0、5h、

10h、24h、30h、48h 和 72h 取样，每次取样 5mL 后于 11000r/min 冷冻离心 10min，取上清液稀释 2 倍后作为结肠发酵样品，充氮除氧，于 4℃ 密封保存。

2.3.4 多酚化合物的生物可及性

参照 Juániz 等的方法。体外模拟胃肠道消化和结肠发酵后酚类化合物的生物可及性计算公式如下：

$$生物有效性 = \frac{PCA}{PCB} \times 100\% \qquad (2-1)$$

式中：PCA 为体外消化不同阶段或结肠发酵不同时间后样品中的酚类化合物含量；PCB 为体外消化之前样品中的酚类化合物含量。

2.4 小麦粉中营养成分分析方法

2.4.1 制粉方法

用手动植物粉碎机将小麦样品粉碎，过 40 目筛，将小麦样品分成小麦粉及麸皮，置于 −20℃ 冰箱中冷藏备用。小麦出粉率为 77.8%~83.0%。

2.4.2 总酚提取及含量测定

2.4.2.1 总酚提取

总酚提取采用 Moore 的方法。称取 0.5g 小麦粉，置于具塞试管中，加入 5mL 50% 丙酮溶液混匀，室温条件下避光静置提取 12h。然后以 2000r/min 的转速离心 5min，取上清液置冰箱中冷藏保存，备用。

2.4.2.2 总酚含量的测定

采用 Folin-Ciocalteu 比色法。准确移取稀释适当倍数的提取液 50μL，依次加入 3mL 蒸馏水、250μL Folin-Ciocalteu 试剂、750μL 的 20% 碳酸钠溶液，混合均匀后，常温下避光反应 2h 后，在 765nm 下测定吸光值，重复测定 3 次。以没食子酸（gallic acid，GA）作为标准品，其总酚含量表示为没食子酸当量（mg GA/g 小麦粉）。

2.4.3 小麦粉中酚酸的测定
2.4.3.1 酚酸的分离提取

小麦粉中酚酸的提取方法见图 2-5。游离态酚酸提取：参考 Moore 的方法。称取 0.5g 小麦粉，加入 5mL 丙酮/甲醇/水（7∶7∶6）混合液，置于涡旋振荡器混合均匀（30s×2），避光，静置提取 12h 后，离心，得到上清液和残渣。移取 1.5mL 上清液，用 6mol/L HCl 调 pH 至 2，然后加入 5mL 乙醚/乙酸乙酯混合液（1∶1，体积分数,%），振荡萃取，静止 30min 后分液，重复萃取 3 次，将分液得到的有机相合并，用氮气吹干有机相，得到的残留物为游离态酚酸，将其溶于 1mL 甲醇中待测。

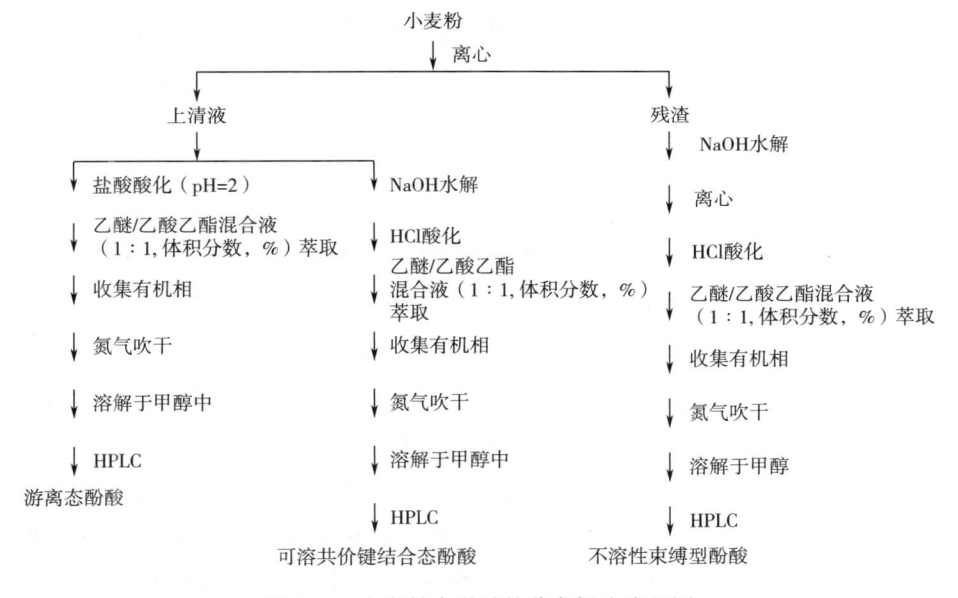

```
                          小麦粉
                            ↓ 离心
              ┌─────────────┴─────────────┐
            上清液                        残渣
    ┌─────────┴─────────┐                 ↓ NaOH水解
  ↓ 盐酸酸化（pH=2）   ↓ NaOH水解        ↓ 离心
  ↓ 乙醚/乙酸乙酯混合液 ↓ HCl酸化         ↓ HCl酸化
    （1∶1,体积分数,%）萃取 乙醚/乙酸乙酯   ↓ 乙醚/乙酸乙酯混合液
  ↓ 收集有机相         混合液（1∶1,体积     （1∶1,体积分数,%）萃取
  ↓ 氮气吹干           分数,%）萃取       ↓ 收集有机相
  ↓ 溶解于甲醇中      ↓ 收集有机相        ↓ 氮气吹干
  ↓ HPLC              ↓ 氮气吹干          ↓ 溶解于甲醇
  游离态酚酸          ↓ 溶解于甲醇中      ↓ HPLC
                       ↓ HPLC            不溶性束缚型酚酸
                       可溶共价键结合态酚酸
```

图 2-5 小麦粉中酚酸的分离提取流程图

可溶性共价键结合态酚酸提取：小麦粉经丙酮/甲醇/水（7∶7∶6）混合液提取后得到上清液，移取 1.5mL 上清液，加入 5mL、2mol/L NaOH 溶液，置于 50℃ 水浴锅中水解 4h，冷却后滴入 1.65mL、6mol/L HCl，用 5mL 乙醚/乙酸乙酯混合液（1∶1，体积分数,%）萃取，其余同上。

不溶性束缚型酚酸提取：小麦粉经丙酮/甲醇/水（7∶7∶6）混合液提取后得到残渣，加入 10mL、2mol/L NaOH 水解 12h，离心，取上清液。准确移取 1mL 上清液，加入 300μL 6mol/L HCl，以 5mL 的乙醚/乙酸乙酯混合液（1∶1，体积分数,%）萃取，其余同上。

2.3.3.2 小麦粉中酚酸种类及含量的测定

小麦粉中酚酸种类及含量的测定采用 Yu 的高效液相色谱法。提取分离得到游离态、可溶共价键结合态酚酸和不溶性束缚型酚酸样品，溶于甲醇后，用 0.20μm 的微孔滤膜过滤后储存于棕色进样瓶中。

色谱条件：Phenomenex C18 柱（250mm×4.6mm，5μm）分离酚酸。以醋酸/水（2∶98，体积分数,%）为流动相 A，醋酸/乙腈/水（2∶30∶68，体积分数,%）混合液为流动相 B，采用浓度梯度洗脱。其洗脱程序如下：0~42min，流动相 B 体积分数为 10%~100%，流速为 1.0mL/min，进样量为 10μL。本试验选用阿魏酸、香草酸、对香豆酸、咖啡酸和丁香酸为标准品，采用外标法，根据保留时间对所测定的酚酸进行定性分析，根据峰面积进行定量分析。各酚酸含量以小麦粉中含有各酚酸的微克数表示（μg/g）。

2.4.4 类胡萝卜素提取及测定

准确称取 200mg 小麦粉，加入 10mL 甲醇/四氢呋喃（1∶1，体积分数,%）混合液，在室温条件下静置萃取 15h。得到的提取液以 2000r/min 离心 5min，收集上清液并用氮气吹干。得到残留物溶解于 2mL 甲醇/乙腈/异丙醇（54∶44∶2，体积分数,%）溶液中，并用 0.2μm 膜过滤。

本试验采用 Shimadzu 高效液相色谱仪，配有 Phenomenex C18 柱（250mm×4.6mm，5μm 粒度），紫外-可见检测器（450nm）。以水（流动相 A）和甲醇/乙腈/异丙醇（54∶44∶2，体积分数,%，流动相 B）为洗脱液进行梯度洗脱。梯度洗脱程序如下：①0~10min，流动相 B 以 1mL/min 的流速从体积分数为 95% 线性增加到 99%；②10~20min 内，流动相 B 体积分数保持在 99%；③20~25min，流动相 B 由原来的体积分数为 99% 降低到 95%。整个分析过程中流动相流速为 1mL/min，进样量为 20μL，每个样品重复测定 3 次。采用外标法对样品进行定性和定量分析。

2.4.5 维生素 E 提取及测定

维生素 E 提取方法：同 2.4.4 中类胡萝卜素的提取方法。

采用 HPLC 方法测定小麦粉中 α-生育酚、γ-生育酚和 δ-生育酚含量。采用 Shimadzu 高效液相色谱仪，Phenomenex C18 柱（250mm×4.6mm，5μm 粒度），紫外-可见检测器，检测波长为 295nm。试验中以水（A）和乙腈（B）为流动相，等度洗脱。进样量为 20μL，洗脱时间 30min，流速为 1.5mL/min，每个样品重复测定 3 次。

2.5　抗氧化物活性研究方法

2.5.1　DPPH 自由基清除能力

DPPH 自由基清除能力的测定采用高通量检测方法。Trolox 作为标准抗氧化物，其起始浓度为 0.5mmol/L，以此溶液配置 0、6.25μmol、12.5μmol、25μmol、37.5μmol、50μmol 6 个不同浓度，绘制标准曲线。将小麦粉提取液稀释到合适浓度后，准确移取 100μL 溶剂作为空白对照液，同时移取等体积 Trolox 标准溶液和小麦粉提取液加入到 96 孔板中，然后快速加入 100μL、0.2mmol/L DPPH 溶液，加盖后迅速放入 Victor^3 多标记微孔板检测仪，在 515nm 波长下测定反应 40min 内的吸光值。每个样品重复测定 3 次。DPPH 自由基清除能力按式（2-2）~式（2-4）计算。式（2-2）表示由每个时间点所测吸光值计算的清除率。

$$\text{DPPH 自由基清除率}(\%) = \left(1 - \frac{A_{\text{sample}} - A_{\text{blank}}}{A_{\text{control}} - A_{\text{blank}}}\right) \quad (2-2)$$

然后根据反应时间、DPPH 自由基清除率分别为横纵坐标绘图，计算曲线与横坐标轴形成的面积（AUC），其公式为：

$$\text{AUC} = 0.5f_0 + (f_1 + f_2 + f_3 + \cdots f_{i-1}) + 0.5f_i \quad (2-3)$$

式中：f_0 为实验起始时间 DPPH 自由基清除率；f_i 为反应终止时间 DPPH 自由基清除率，本实验中 $i = 40\text{min}$。

样品在 40min 内总 DPPH 自由基清除能力的计算公式如下：

$$\text{DPPH 自由基清除能力} = \frac{\text{AUC}_{\text{sample}}}{\text{AUC}_{\text{trolox}}} \times \frac{\text{Trolox 分子量}}{\text{面粉质量}} \quad (2-4)$$

其结果以每克小麦粉中抗氧化物 DPPH 自由基清除能力相当于 Trolox 的微摩尔数表示（μmol TE/g 小麦粉）。

2.5.2 氧自由基吸收能力

采用 Moore 建立的方法测定氧自由基吸收能力。以 0.5mmol/L Trolox 作为标准溶液，配制 0、20μmol、40μmol、60μmol、80μmol、100μmol 6 个不同浓度，从而制作标准曲线。试验使用 96 孔板。由于氧自由基易受到温度的干扰，所以首先在 96 孔板最外围加入 300μL 水以保证板中各孔温度相同。将小麦粉粗提液稀释到合适浓度后，依次向 96 孔板中加入 225μL 81.63nmol 荧光素、30μL 空白、标准 Trolox 溶液或样品，加盖后置于 37℃ 预热的 Victor^3 多标记微孔板检测仪中，加热 20min 后取出，迅速加入 25μL、0.36mol AAPH 溶液，快速放入检测仪中读取荧光强度。

以反应时间与荧光强度分别为横纵坐标绘图，计算曲线与横坐标轴形成的面积（AUC），见式（2-5）。

$$AUC = 0.5 + f_1/f_0 + f_2/f_0 + f_3/f_0 + \cdots\cdots f_{i-1}/f_0 + 0.5\ (f_i/f_0) \quad (2-5)$$

式中：f_0 为起始时 $t = 0$min 时的荧光强度；f_i 为反应结束时的荧光强度（当荧光强度≤15000 时认为反应结束）。

氧自由基吸收能力计算公式如下：

$$氧自由基吸收能力 = (AUC_{sample} - AUC_{blank})/(AUC_{trolox} - AUC_{blank}) \times \quad (2-6)$$
$$(Trolox\ 分子量/样品浓度)$$

其结果以每克小麦粉氧自由基吸收能力相当于 Trolox 的微摩尔数表示（μmol TE/g 小麦粉）。

2.5.3 羟自由基清除能力

采用 Moore 的方法测定羟自由基清除能力。依次向 96 孔板中加入 170μL 92.8nmol/L 荧光素、30μL 空白、标样或样品，40μL、0.1990mol 双氧水，然后迅速加入 60μL、3.43mmol/L FeCl$_3$ 溶液，加盖后立即放入多标记微孔板检测仪读取荧光值。羟自由基清除能力计算公式同式（2-5）和式（2-6）。其结果以每克小麦粉中抗氧化物的羟自由基清除能力相当于 Trolox 的微摩尔数表示（μmol TE/g 小麦粉）。

2.5.4 ABTS 自由基清除能力

采用紫外可见分光光度计，在 734nm 处测定吸光值来评价 ABTS 自由基清除能力。80μL 超纯水中加入 1mL 磷酸缓冲液作为对照，将分光光度计调零。用磷酸缓冲液将 ABTS 溶液稀释到合适浓度，使其吸光值为 0.7000。以 0.5mmol/L Trolox 标准液配制不同浓度梯度的溶液，绘制标准曲线。移取 80μL 不同浓度的标准液或样品溶液，加入 1mL ABTS 溶液，漩涡振荡 30s，静置 1min，734nm 处测定吸光度，其结果以每克小麦粉中抗氧化物的 ABTS 自由基清除能力相当于 Trolox 的微摩尔数表示（μmol TE/g）。

2.6 结肠癌细胞增殖抑制研究方法

2.6.1 小麦粉粗提物的制备

准确称取 0.5g 小麦粉于具塞试管中，加入 5mL、50%丙酮溶液混匀，室温条件下避光，静置提取 12h 后，以 2000r/min 的转速离心 5min，收集上清液。用氮气吹干后复溶于 DMSO 或 DMSO/H_2O（1:1，体积分数,%）中，使溶液浓度保持在 500mg Eq/mL。

2.6.2 人体结肠癌细胞 HT-29 和 Caco-2 培养

将复苏后的 HT-29 细胞置于含体积分数 10%胎牛血清的 McCoy's 5A 培养基中，Caco-2 细胞培养于含 1%抗生素的 MEM 培养基中，在体积分数 5% CO_2、37℃饱和湿度的 CO_2 培养箱中培养，待细胞铺满瓶底 80%左右时，用质量分数 0.25%胰蛋白酶消化传代。2~3d 换液并传代，取处于对数生长期的同一代细胞进行实验。

2.6.3 接种 HT-29 和 Caco-2 细胞

质量分数 0.25%胰蛋白酶消化贴壁生长的细胞，用含体积分数 10%胎牛血清、100mg/L 青霉素和 100mg/L 链霉素的 McCoy's 5A 和 MEM 培养液吹打成单细胞悬液，将细胞悬浮液均匀接种在 96 孔培养板中，每孔为 100μL，每孔细胞浓度为 2500/mL。将培养板移入 CO_2 培养箱，在 37℃饱和湿度、体积分数 5%CO_2 条件下培养 24h。

2.6.4 ATP 检测试剂盒测定胞内 ATP 水平

根据 Slavin 的方法，用 ATP 发光检测试剂盒来研究小麦粉对结肠癌细胞 HT-29 和 Caco-2 增殖的抑制作用。将小麦粉提取液过 0.22μm 滤膜除菌，实验中每个样品设高、低两个剂量组，浓度分别为 10mg 小麦粉当量/mL、50mg 小麦粉当量/mL。96 孔培养板中分别加入高低两个不同浓度的小麦提取液 100μL，HT-29 细胞作用 0h 和 48h，Caco-2 细胞作用 0h 和 72h 后，吸掉培养基，每孔加入 200μL 裂解液裂解细胞。加 100μL ATP 检测试剂到检测孔内，室温放置 3~5min 后，空白对照为 vehicle，再在检测孔内加上述 100μL 裂解细胞样品，迅速用枪混匀，间隔 2s 后，选择波长 460nm，立即在酶标仪上测定各孔荧光强度。

参考文献

[1] Cheng Z, Moore J, Yu L. High-throughput relative DPPH radical scavenging capacity assay [J]. Journal of agricultural and food chemistry, 2006, 54 (20): 7429-7436.

[2] Moore J, Hao Z, Zhou K, et al. Carotenoid, tocopherol, phenolic acid, and antioxidant properties of Maryland-grown soft wheat [J]. Journal of agricultural and food chemistry, 2005, 53 (17): 6649-6657.

[3] Moore J, Liu J G, Zhou K, et al. Effects of genotype and environment on the antioxidant properties of hard winter wheat bran [J]. Journal of agricultural and food chemistry, 2006, 54 (15): 5313-5322.

[4] Slavin M, Kenworthy W, Yu L. Antioxidant properties, phytochemical composition, and antiproliferative activity of Maryland-grown soybeans with colored seed coats [J]. Journal of agricultural and food chemistry, 2009, 57 (23): 11174-11185.

[5] Yu L, Haley S, Perret J, et al. Antioxidant properties of hard winter wheat extracts [J]. Food chemistry, 2002, 78 (4): 457-461.

[6] Yu L, Haley S, Perret J, et al. Free radical scavenging properties of wheat extracts [J]. Journal of agricultural and food chemistry, 2002, 50 (6): 1619-1624.

第3章　小麦粉中营养成分分析与功能评价

近年来，随着人民生活水平的逐步改善和社会经济的发展，小麦加工品质的改良逐步得到了重视，但对营养品质关注相对较少，有关酚酸等具有生物活性物质和保健功能方面的研究则基本没有涉及。许多研究表明，谷物麸皮中含有大量的生物活性物质，如酚酸、类胡萝卜素、木酚素、维生素E等。酚酸是酚类物质中的一类，其主要存在于谷物的麸皮中。由于与苯环连接的羟基的数目与位置不同，不同酚酸的性质也不同。谷物中主要有两类酚酸：苯甲酸和肉桂酸的羟化衍生物。苯甲酸羟化衍生物最常见的有香草酸、对羟基苯甲酸和原儿茶酸，主要以配糖物的形式存在于食物中。而肉桂酸的羟化衍生物主要包括咖啡酸、香豆酸和阿魏酸。在食物中，它们通常以与奎尼酸或葡萄糖酯化的形式存在，羟化肉桂酸中羧烯基团（—CH=CH—COOH）的存在使其具有显著的抗氧化功能。关于酚酸的研究，国内外越来越多的学者主要集中于谷物麸皮的研究，也有研究未去皮的稻米中酚酸的分布及含量，而对于谷物食用部分（不包括麸皮、壳的籽粒部分）中多酚物质含量的研究还少有报道。

小麦籽粒和麸皮中也含有大量的类胡萝卜素和生育酚，具有潜在的保健和疾病预防方面的功效。目前关于小麦粉中酚酸、类胡萝卜素和维生素E等生物活性物质的分布及含量方面的相关报道却很少。关于小麦中维生素E主要以哪一种形式的生育酚存在也未见报道，并且针对不同品种中维生素E含量的研究也很少。研究小麦粉中的生物活性物质如酚酸、类胡萝卜素、维生素E的含量，使消费者对小麦粉中的保健因子有更加明确的认识，从而为小麦粉提供更为广阔的市场前景。

3.1 小麦粉中营养成分分析

3.1.1 总酚含量

小麦粉中总酚含量如图 3-1 所示，图中所示数值是每个小麦粉品种总酚的平均值。10 个小麦粉品种中，SSMPV57 小麦粉提取物总酚含量最高（2.00mg GAE/g），SS5205 小麦粉提取物总酚含量最低（1.66mg GAE/g）。这 10 种小麦粉总酚含量在 0.05 水平上不存在显著性差异。

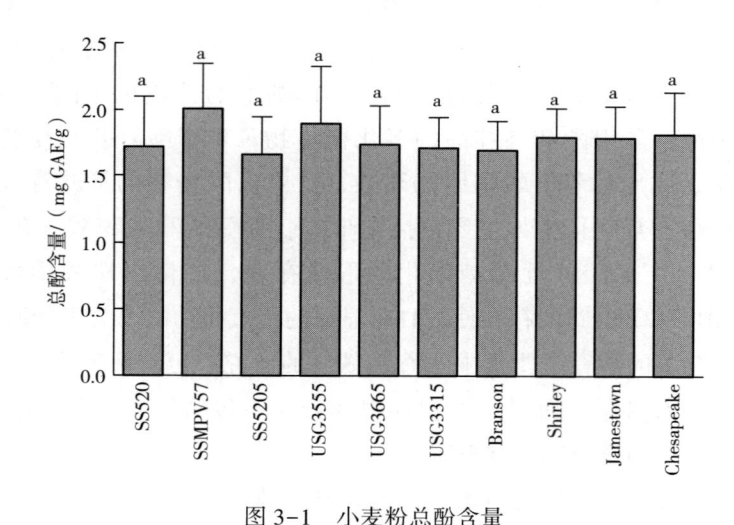

图 3-1 小麦粉总酚含量

注 柱形图上的相同字母代表在 0.05 水平上差异不显著。

Yu 曾经对 3 个冬小麦制成的小麦粉总酚含量进行了报道，其数值为 113~371μg GAE/g，其总酚含量明显低于本实验所测的总酚含量。李富华等研究结果表明，8 种软质全麦中总酚含量为 442~884μg GAE/g，其总酚含量也明显低于本试验所得结果。这种差异直观上显示本研究所选材料总酚含量较高，通过与其他文献作仔细对比后发现，造成这种差异的一个重要原因是不同的提取方法。Zhou 认为 50% 丙酮溶液在萃取多酚类抗氧化物质时要优于乙醇等其他有机溶剂，所以本试验以 50% 丙酮为提取溶剂提取小麦粉中的多酚，得到的多酚含量相对较高。此外，小麦品种的差异也会造成多酚含量的差异。据报道，小麦麸糠部位酚类物质的含量是淀粉胚乳部位的 15~18 倍，在全麦粉中，83%的酚类来源于糠、麸。对于果蔬中的总酚含量，有研究表明石榴籽中总多酚含量为 0.39~0.68mg GAE/g。薛晓莉等研究磨盘柿脱涩过程中，其总酚含量介于 0.26~4.38mg GAE/g。本研究所得小麦粉的总酚含量介于此范围之内，表明小麦粉具有较强的抗氧化活性，可以作为优异的天然抗氧化物源。然而，由于各实验室所选的材料不同，提取方法不同，实验结果表示方法也与本实验不同（不一定以 Trolox 当量表示），其结论很难与本实验结果进行定量比较。总之，包括本试验结果在内，各种文献报道的实验结果之间彼此存在着较大差异。

3.1.2 酚酸

采用高效液相色谱法分析小麦粉中酚酸组成和含量，混合标准品及 USG3555（Clarksville）色谱图见图 3-2。由图 3-2（a）可看出，该高效液相色谱法可以很好地将香草酸、阿魏酸、丁香酸、对香豆酸和咖啡酸这 5 种酚酸分离。由图 3-2（b）可以看出，阿魏酸是 USG3555 小麦粉中的主要酚酸，且主要以不溶性束缚型的形式存在。

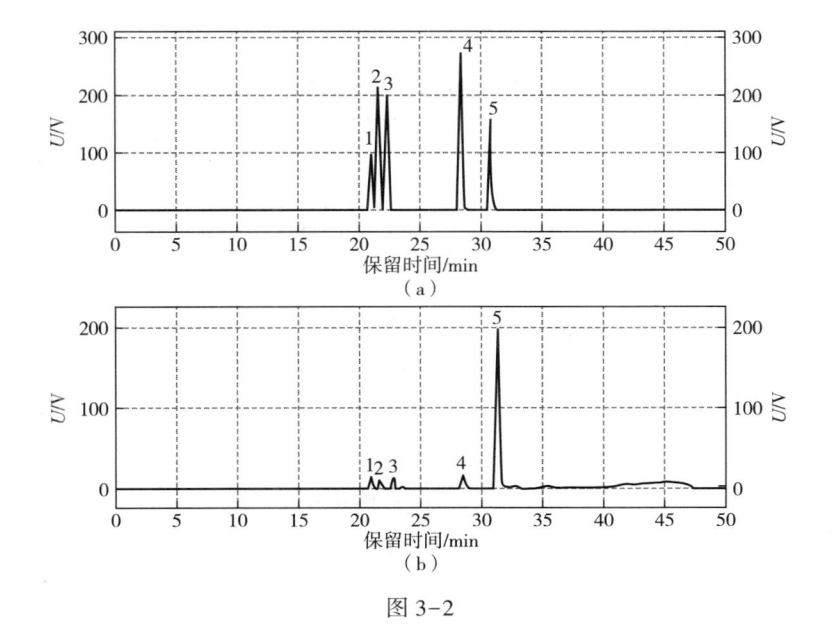

图 3-2

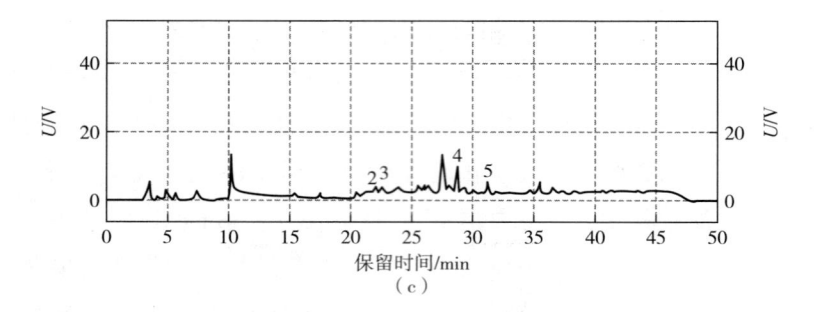

图 3-2 标准品 (a) 和 USG3555 (Clarksville) 小麦粉中的不溶性束缚型酚酸
(b) 和可溶性共价键结合态酚酸 (c) 的高效液相色谱图
1—香草酸 2—咖啡酸 3—丁香酸 4—对香豆酸 5—阿魏酸

软质小麦中总可溶性酚酸含量见表 3-1。由表 3-1 可以看出，可溶性酚酸主要有阿魏酸、丁香酸和咖啡酸。这 3 种酚酸存在于所测 40 个小麦粉样品中。其中，可溶性阿魏酸的含量最高，为 7.51~59.85μg/g，这与李富华等报道的游离型阿魏酸的含量（8.4~39μg/g）相当。可溶性丁香酸含量为 3.04~19.17μg/g。Li 报道，冬小麦和春小麦中丁香酸含量分别为 12.9μg/g 和 13.6μg/g，其含量处于本试验所测定的范围中。对于 Keedysville 和 Clarksville 地区部分小麦粉，没有检测到香草酸，Keedysville 地区大部分小麦粉中同样也没有检测到对香豆酸。

表 3-1 软质小麦粉中总可溶性酚酸的含量

小麦品种/地区	香草酸（μg/g）	咖啡酸（μg/g）	丁香酸（μg/g）	对香豆酸（μg/g）	阿魏酸（μg/g）
SS520/KV	8.49±0.05^a	5.34±0.01^{c-f}	15.95±0.52^{hi}	6.90±0.18^a	15.65±0.09^{ab}
SS520/PH	8.75±0.26^a	5.31±0.01^{a-e}	3.04±0.01^a	6.70±0.01^a	7.63±0.07^a
SS520/CV	nd	5.51±0.00^{gh}	8.15±0.47^c	6.87±0.01^a	12.08±0.25^{ab}
SS520/W	15.58±0.10^b	5.18±0.00^a	11.43±0.02^{ef}	13.10±0.05^{cd}	14.67±0.17^{ab}
SSMPV57/KV	nd	5.38±0.00^{d-g}	18.72±0.36^{jk}	nd	16.10±0.13^{ab}
SSMPV57/PH	8.13±0.04^a	5.33±0.04^{b-f}	5.96±0.07^b	13.50±0.14^{c-e}	18.19±0.21^{a-c}
SSMPV57/CV	nd	5.33±0.03^{b-f}	8.00±0.29^c	12.97±0.01^c	16.06±0.08^{ab}
SSMPV57/W	19.17±1.75^{de}	10.32±0.00^i	11.79±0.21^{e-g}	13.05±0.13^{cd}	14.84±0.17^{ab}
SS5205/KV	8.11±0.03^a	10.73±0.01^{n-p}	19.17±0.11^k	14.11±0.02^g	20.72±0.14^{b-d}

续表

小麦品种/地区	香草酸 (μg/g)	咖啡酸 (μg/g)	丁香酸 (μg/g)	对香豆酸 (μg/g)	阿魏酸 (μg/g)
SS5205/PH	7.87±0.00[a]	10.56±0.03[k-m]	5.82±0.01[b]	13.36±0.09[cd]	17.55±2.51[a-c]
SS5205/CV	nd	10.59±0.03[l-n]	9.35±0.24[cd]	13.24±0.00[cd]	14.95±0.02[ab]
SS5205/W	15.61±0.09[b]	10.42±0.00[i-k]	11.47±0.01[ef]	13.07±0.00[cd]	14.30±0.01[ab]
USG3555/KV	nd	5.43±0.05[e-h]	11.71±1.10[e-g]	8.05±0.37[b]	16.17±0.80[ab]
USG3555/PH	24.31±0.75[f]	10.86±0.03[p]	18.81±0.42[jk]	14.82±0.32[h]	48.71±3.66[gh]
USG3555/CV	nd	10.40±0.00[ij]	8.82±0.24[cd]	13.06±0.02[cd]	14.64±0.02[ab]
USG3555/W	15.86±0.07[bc]	5.22±0.00[a-c]	11.55±0.04[ef]	13.05±0.00[cd]	14.47±0.05[ab]
USG3665/KV	7.79±0.00[a]	5.46±0.03[f-h]	16.05±0.89[hi]	nd	15.08±0.12[ab]
USG3665/PH	8.38±0.20[a]	10.43±0.39[i-k]	5.97±0.04[b]	13.24±0.08[cd]	32.20±0.89[d-f]
USG3665/CV	7.71±0.06[a]	5.40±0.00[d-h]	9.13±0.04[cd]	6.78±0.00[a]	15.40±0.08[ab]
USG3665/W	17.49±0.07[cd]	5.28±0.00[a-d]	12.54±0.00[fg]	14.16±0.38[g]	38.73±0.25[e-g]
USG3315/KV	8.10±0.00[a]	5.54±0.00[h]	11.81±0.41[e-g]	nd	14.41±0.14[ab]
USG3315/PH	nd	5.33±0.05[a-f]	5.97±0.19[b]	13.31±0.02[cd]	19.39±0.31[a-c]
USG3315/CV	7.59±0.04[a]	5.40±0.14[d-h]	7.82±0.28[c]	13.17±0.16[cd]	15.47±0.53[ab]
USG3315/W	19.31±0.65[e]	5.19±0.00[ab]	13.04±0.23[fg]	14.05±0.04[fg]	35.22±0.48[ef]
Branson/KV	nd	5.37±0.01[d-g]	13.31±0.67[g]	nd	7.70±0.06[a]
Branson/PH	8.06±0.14[a]	10.49±0.00[j-l]	5.90±0.03[b]	13.17±0.02[cd]	18.32±1.12[a-c]
Branson/CV	7.91±0.07[a]	5.49±0.05[gh]	15.76±0.69[hi]	6.97±0.03[a]	15.78±0.08[ab]
Branson/W	7.78±0.04[a]	10.41±0.01[ij]	5.86±0.15[b]	6.64±0.14[a]	7.96±0.91[a]
Shirley/KV	nd	5.39±0.06[d-g]	17.27±0.21[ij]	nd	15.14±0.78[ab]
Shirley/PH	22.94±1.10[f]	10.76±0.03[op]	15.50±0.25[h]	14.88±0.08[h]	59.85±5.60[h]
Shirley/CV	7.68±0.14[a]	5.33±0.05[a-f]	12.51±0.00[fg]	6.78±0.02[a]	15.79±1.02[ab]
Shirley/W	15.94±0.30[bc]	5.26±0.01[a-d]	5.92±0.03[b]	13.29±0.02[cd]	15.12±0.23[ab]
Jamestown/KV	nd	5.44±0.00[e-h]	11.84±0.00[e-g]	nd	7.51±0.01[a]
Jamestown/PH	8.25±0.02[a]	5.33±0.00[b-f]	5.95±0.00[b]	13.53±0.03[d-f]	24.01±1.66[c-e]
Jamestown/CV	7.86±0.09[a]	5.40±0.01[d-h]	12.56±0.06[fg]	13.16±0.09[cd]	15.82±0.31[ab]
Jamestown/W	15.94±0.03[bc]	5.31±0.00[a-e]	11.68±0.01[e-g]	6.66±0.13[a]	14.82±0.18[ab]
Chesapeake/KV	nd	10.70±0.01[m-o]	10.25±0.51[de]	nd	14.79±0.10[ab]

续表

小麦品种/地区	香草酸 (μg/g)	咖啡酸 (μg/g)	丁香酸 (μg/g)	对香豆酸 (μg/g)	阿魏酸 (μg/g)
Chesapeake/PH	23.25±1.00^f	5.19±0.00^{ab}	15.19±0.26^h	13.93±0.25^{e-g}	41.49±3.63^{fg}
Chesapeake/CV	17.24±0.85^{bc}	10.64±0.01^{m-o}	5.91±0.02^b	6.73±0.01^a	15.00±0.00^{ab}
Chesapeake/W	15.84±0.02^{bc}	5.26±0.00^{a-d}	11.54±0.02^{ef}	13.19±0.03^{cd}	14.51±0.09^{ab}

注 表中的数据以平均值±标准差（$n=3$）的形式列出。每列中不同字母代表在 0.05 水平上差异显著。KV 代表 Keedysville；PH 表示 Poplar Hill；CV 表示 Clarksville；W 表示 Wye。nd 表示没有检测到。

软质小麦粉不溶性束缚型酚酸的含量见表 3-2。由表 3-2 可看出，不溶性束缚型阿魏酸含量为 123.36~390.41μg/g。本实验所得阿魏酸含量处于已报道的硬质小麦粉范围之内（33.7~625.7μg/g），同时显著高于其他文献报道的研究结果，这可能是由不同的提取方法所致。与表 3-1 结果相比，不溶性束缚型酚酸含量要远远大于其相应的可溶性酚酸，表明小麦粉中酚酸主要以不溶性束缚型形式存在，这与其他文献报道结果吻合。Zhou 仅以 50%丙酮为溶剂提取阿魏酸，这种提取方法仅能提取可溶性阿魏酸，然而绝大部分不溶性束缚型阿魏酸存在于残渣中，却没有被提取出来，从而导致其含量低于本试验测定的结果。阿魏酸可以与细胞壁多糖和木质素通过酯键的形式交联，自身酯化或醚化形成双阿魏酸而成结合态，强碱可以将酯键断裂，释放出阿魏酸，其具有很强的清除羟基和过氧化自由基的能力。不溶性束缚型香草酸和对香豆酸也是主要的酚酸，存在于所有被测样品中，其含量分别为 22.68~47.04μg/g 和 19.77~43.82μg/g。王兰指出，小麦粉中的不溶性结合酚酸主要有阿魏酸、香豆酸和咖啡酸。然而，本试验在 Clarksville 和 Poplar Hill 地区的部分样品中没有检测到咖啡酸。由此推断，本研究所选样品的酚酸组成和含量与王兰所选的差异较大。

表 3-2 软质小麦粉不溶性酚酸的含量

小麦品种/地区	香草酸 (μg/g)	咖啡酸 (μg/g)	丁香酸 (μg/g)	对香豆酸 (μg/g)	阿魏酸 (μg/g)
SS520/KV	26.17±0.09^{b-d}	17.31±0.00	20.25±0.11^{b-h}	29.78±0.88^{g-j}	266.36±2.93^{k-o}
SS520/PH	47.04±0.14^e	31.83±0.03	35.51±0.04^i	43.82±0.40^k	142.27±6.47^{bc}

续表

小麦品种/地区	香草酸 (μg/g)	咖啡酸 (μg/g)	丁香酸 (μg/g)	对香豆酸 (μg/g)	阿魏酸 (μg/g)
SS520/CV	24.48±0.47^{a-d}	nd	18.51±0.18^{a-f}	23.41±1.09^{ab}	134.20±28.61^{b}
SS520/W	24.06±0.21^{ab}	15.68±0.02	18.00±0.08^{a}	23.88±0.21^{a-d}	148.83±6.49^{b-d}
SSMPV57/KV	26.15±0.00^{b-d}	16.29±0.05	19.75±0.07^{a-h}	32.69±0.18^{j}	312.62±1.80^{o-q}
SSMPV57/PH	24.68±0.05^{a-d}	16.43±0.00	18.53±0.02^{a-f}	26.51±0.55^{b-i}	152.61±3.33^{b-d}
SSMPV57/CV	25.44±0.01^{a-d}	15.59±0.27	19.66±0.05^{a-h}	28.21±0.40^{b-j}	247.30±2.07^{i-m}
SSMPV57/W	24.49±0.07^{a-d}	16.04±0.03	18.18±0.13^{a-e}	27.61±0.14^{b-i}	219.35±4.83^{e-k}
SS5205/KV	24.81±0.09^{a-d}	16.04±0.01	18.60±0.01^{a-f}	26.72±0.25^{b-i}	187.44±4.14^{b-h}
SS5205/PH	22.73±0.05^{a}	nd	nd	19.77±0.01^{a}	123.36±0.09^{a}
SS5205/CV	25.10±0.02^{a-d}	16.17±0.29	19.41±0.11^{a-h}	27.10±0.50^{b-i}	245.82±6.04^{i-m}
SS5205/W	23.90±0.13^{ab}	16.20±0.00	17.89±0.00^{a}	23.94±0.30^{a-d}	154.30±8.58^{b-d}
USG3555/KV	26.85±0.11^{b-d}	15.90±0.01	20.60±0.22^{e-j}	29.15±0.48^{e-j}	363.20±18.57^{qr}
USG3555/PH	25.24±0.07^{a-d}	16.27±0.00	18.79±0.04^{a-g}	26.16±0.01^{b-h}	223.45±1.47^{f-k}
USG3555/CV	25.81±4.33^{a-d}	15.87±0.61	20.61±3.08^{e-h}	24.37±5.05^{a-e}	373.95±14.46^{r}
USG3555/W	24.78±0.06^{a-d}	16.55±0.07	18.52±0.01^{a-f}	25.42±0.06^{b-g}	229.60±5.96^{g-k}
USG3665/KV	26.91±0.09^{b-d}	16.03±0.07	20.48±0.10^{e-h}	31.19±1.53^{ij}	306.79±10.55^{n-q}
USG3665/PH	24.45±0.04^{a-d}	15.75±0.00	18.42±0.04^{a-e}	24.51±0.23^{a-f}	163.48±0.10^{b-e}
USG3665/CV	26.34±0.21^{b-d}	nd	20.33±0.20^{e-h}	28.66±0.71^{d-j}	300.52±15.88^{m-p}
USG3665/W	24.45±0.14^{a-d}	16.85±0.11	17.89±0.14^{a}	26.05±0.56^{b-h}	190.36±15.13^{b-i}
USG3315/KV	26.25±0.46^{b-d}	16.02±0.00	19.13±0.29^{a-h}	28.15±1.15^{b-j}	290.75±39.61^{l-p}
USG3315/PH	24.69±0.17^{a-d}	16.00±0.02	18.64±0.10^{a-g}	23.67±0.41^{a-c}	167.64±12.60^{b-f}
USG3315/CV	25.47±0.42^{a-d}	15.59±0.02	18.58±0.23^{a-f}	30.78±2.58^{h-j}	310.64±46.23^{n-q}
USG3315/W	24.32±0.11^{a-d}	16.22±0.00	18.28±0.05^{a-d}	26.40±0.05^{b-h}	203.94±5.20^{d-j}
Branson/KV	27.48±1.74^{d}	15.82±0.00	21.24±0.57^{h}	27.36±0.00^{b-i}	248.91±1.59^{j-m}
Branson/PH	22.68±0.09^{e}	nd	nd	19.80±0.01^{a}	126.07±0.11^{a}
Branson/CV	26.42±0.02^{b-d}	16.04±0.00	20.42±0.04^{d-h}	28.36±0.10^{c-j}	253.04±4.22^{j-n}
Branson/W	24.22±0.07^{a-c}	16.40±0.01	18.10±0.21^{ab}	24.17±0.02^{a-d}	172.58±2.61^{b-g}
Shirley/KV	25.36±0.09^{a-d}	15.77±0.01	19.52±0.10^{a-h}	29.08±0.85^{e-j}	229.39±6.22^{g-k}
Shirley/PH	24.34±0.12^{a-d}	16.01±0.01	18.54±0.10^{a-f}	23.75±0.14^{a-c}	148.04±1.54^{b-d}
Shirley/CV	26.35±0.32^{b-d}	15.76±0.00	20.45±0.25^{d-h}	30.55±0.87^{h-j}	340.07±24.11^{p-r}

续表

小麦品种/地区	香草酸 （μg/g）	咖啡酸 （μg/g）	丁香酸 （μg/g）	对香豆酸 （μg/g）	阿魏酸 （μg/g）
Shirley/W	25.02±0.22^{a-d}	16.69±0.02	18.71±0.31^{a-g}	27.36±0.39^{b-i}	242.99±9.30^{h-m}
Jamestown/KV	26.53±0.05^{b-d}	16.21±0.03	20.82±0.59^{gh}	27.95±1.63^{b-j}	265.91±9.04^{k-o}
Jamestown/PH	25.06±0.01^{a-d}	16.20±0.01	18.82±0.02^{a-g}	28.05±0.88^{b-j}	241.97±1.76^{h-l}
Jamestown/CV	27.29±0.21^{cd}	15.73±0.02	20.68±0.13^{f-h}	30.73±0.65^{h-j}	390.41±12.91^r
Jamestown/W	24.88±0.06^{a-d}	17.82±0.00	18.95±0.12^{a-g}	24.63±0.89^{a-f}	196.49±12.46^{c-j}
Chesapeake/KV	26.36±0.26^{b-d}	nd	20.27±0.10^{b-h}	32.70±2.54^j	272.99±7.90^{k-o}
Chesapeake/PH	24.26±0.10^{a-c}	15.68±0.00	18.16±0.00^{a-c}	24.67±0.03^{b-f}	178.36±0.24^{b-g}
Chesapeake/CV	26.26±0.18^{b-d}	15.94±0.00	19.55±0.02^{a-h}	29.29±0.42^{f-j}	266.80±5.12^{k-o}
Chesapeake/W	24.38±0.01^{a-d}	16.02±0.01	18.05±0.12^a	25.04±0.56^{b-g}	146.76±12.94^{b-d}

注 表中的数据以平均值±标准差（$n=3$）的形式列出。每列中不同字母代表在0.05水平上差异显著。KV代表Keedysville；PH表示Poplar Hill；CV表示Clarksville；W表示Wye。nd表示没有检测到。

总酚酸含量见表3-3。由表3-3看出，总阿魏酸含量最高，为140.91~406.23μg/g，其次为总对香豆酸和总香草酸，其含量分别为27.36~57.22μg/g和24.48~64.55μg/g。这个顺序与文献报道的结果一致。王兰测定黄淮麦区全麦粉中的总阿魏酸的含量范围为357~633μg/g，对香豆酸含量为61~97μg/g，总香草酸含量为3~44μg/g，其测定的各酚酸含量比本试验所得结果相对较高，这主要是因为试验材料的不同，而且全麦粉中的酚酸含量比小麦粉中的高是普遍现象。

此外，结合表3-2和表3-3，我们还得出，本实验中不溶性束缚型阿魏酸含量占总阿魏酸含量的89.74%~94.29%，这与已报道的89.2%~94.29%和87%~97%的结果相吻合。

表3-3 小麦粉总酚酸含量

小麦品种/地区	香草酸 （μg/g）	咖啡酸 （μg/g）	丁香酸 （μg/g）	对香豆酸 （μg/g）	阿魏酸 （μg/g）
SS520/KV	34.66±0.47^e	22.65±0.00^l	36.21±0.40^{n-p}	37.79±1.41^{g-l}	282.01±2.83^{j-o}
SS520/PH	64.55±0.37^j	42.45±0.00^q	41.59±0.01^q	57.22±0.37^n	157.53±6.32^{bc}

续表

小麦品种/地区	香草酸 (μg/g)	咖啡酸 (μg/g)	丁香酸 (μg/g)	对香豆酸 (μg/g)	阿魏酸 (μg/g)
SS520/CV	24.48±0.47[a]	5.51±0.01[a]	26.67±0.29[c-e]	30.28±1.07[a-d]	146.28±28.36[b]
SS520/W	39.64±0.10[f]	20.86±0.02[c]	29.44±0.05[fg]	36.99±0.26[g-l]	163.50±6.66[b-d]
平均值	40.83±17.02	22.86±15.15	33.47±6.73	40.29±11.70	187.33±63.52
SSMPV57/KV	26.15±0.01[a]	21.67±0.05[h-k]	38.47±0.43[p]	32.87±0.36[b-g]	328.72±1.94[o-q]
SSMPV57/PH	32.81±0.00[c-e]	21.77±0.04[i-k]	24.49±0.09[bc]	40.00±0.40[j-m]	170.81±3.12[b-d]
SSMPV57/CV	25.44±0.01[a]	20.93±0.24[cd]	27.66±0.23[d-f]	41.19±0.39[lm]	263.37±1.98[g-m]
SSMPV57/W	43.67±1.67[gh]	26.36±0.03[m-o]	29.97±0.07[f-h]	40.66±0.28[k-m]	234.20±4.66[e-k]
平均值	32.01±8.44	22.02±3.08	30.14±5.98	38.64±4.00	249.27±67.61
SS5205/KV	32.92±0.13[c-e]	26.78±0.00[op]	37.77±0.13[p]	41.11±0.55[k-m]	208.16±4.00[e-g]
SS5205/PH	30.60±0.05[bc]	10.56±0.03[b]	5.82±0.01[a]	33.14±0.10[d-h]	156.91±2.61[a]
SS5205/CV	25.10±0.02[a]	26.77±0.26[n-p]	28.76±1.35[e-g]	40.44±0.49[j-m]	260.78±6.01[g-m]
SS5205/W	39.52±0.23[f]	26.62±0.00[m-o]	29.36±0.00[fg]	37.01±0.29[g-l]	168.61±8.56[b-d]
平均值	32.03±5.97	22.11±7.77	23.30±13.67	37.12±3.15	198.03±52.03
USG3555/KV	26.85±0.11[a]	21.34±0.06[c-i]	32.31±1.33[h-m]	38.06±1.70[g-l]	379.37±19.37[qr]
USG3555/PH	49.56±0.68[i]	27.14±0.04[p]	37.60±0.46[p]	40.99±0.33[lm]	272.17±5.14[i-o]
USG3555/CV	25.81±4.33[a]	26.27±0.60[mn]	29.43±2.83[fg]	37.43±5.08[g-l]	388.59±14.48[r]
USG3555/W	40.64±0.14[fg]	21.77±0.07[i-k]	30.08±0.02[f-i]	38.48±0.07[i-l]	244.08±6.01[f-k]
平均值	35.71±11.44	24.22±3.09	32.35±3.70	38.52±1.73	321.05±73.65
USG3665/KV	34.70±0.09[e]	21.49±0.03[e-j]	36.54±0.78[n-p]	32.73±3.07[a-f]	321.87±10.42[n-q]
USG3665/PH	32.84±0.15[c-e]	26.19±0.00[m]	24.39±0.00[bc]	37.76±0.32[h-l]	195.68±9.00[b-f]
USG3665/CV	34.05±0.14[c-e]	5.40±0.00[a]	29.47±0.16[fg]	35.44±0.71[e-j]	315.92±15.96[m-p]
USG3665/W	41.95±0.07[fg]	22.14±0.11[k]	30.44±0.13[g-j]	40.22±0.17[j-m]	229.09±4.87[e-j]
平均值	36.12±3.89	19.00±9.39	30.39±4.70	36.43±4.03	265.64±60.91
USG3315/KV	34.36±0.46[de]	21.57±0.01[f-j]	30.94±0.70[g-l]	29.30±2.31[a-c]	305.17±39.76[l-p]
USG3315/PH	24.69±0.17[a]	21.34±0.03[c-i]	24.61±0.30[bc]	36.99±0.44[g-l]	187.03±12.28[b-f]
USG3315/CV	33.07±0.37[c-e]	21.00±0.17[c-e]	26.40±0.52[b-e]	43.95±2.74[m]	326.12±42.77[n-q]
USG3315/W	43.63±0.77[gh]	21.41±0.00[d-i]	31.33±0.28[g-l]	40.46±0.10[k-m]	239.17±3.28[f-k]
平均值	34.05±7.57	21.42±0.31	29.19±2.35	38.41±7.00	264.37±62.98

续表

小麦品种/地区	香草酸 (μg/g)	咖啡酸 (μg/g)	丁香酸 (μg/g)	对香豆酸 (μg/g)	阿魏酸 (μg/g)
Branson/KV	27.48±1.74[ab]	21.19±0.02[c-h]	34.56±0.10[m-q]	27.36±0.00[a]	256.62±1.66[g-l]
Branson/PH	30.75±0.24[b-d]	10.49±0.01[b]	5.90±0.03[a]	32.97±0.03[c-h]	164.40±1.01[a]
Branson/CV	34.33±0.09[de]	21.54±0.05[f-j]	36.19±0.73[n-p]	35.34±0.07[e-i]	268.83±4.31[h-n]
Branson/W	32.00±0.11[c-e]	26.80±0.00[op]	23.96±0.06[b]	30.81±0.17[a-e]	180.54±1.70[b-e]
平均值	31.33±2.85	20.07±6.70	25.25±13.92	31.83±3.52	217.17±59.94
Shirley/KV	25.36±0.09[a]	21.16±0.07[c-g]	36.80±0.11[pq]	29.93±1.70[a-d]	244.53±7.01[f-k]
Shirley/PH	47.29±1.22[hi]	26.77±0.05[n-p]	34.05±0.35[mn]	38.63±0.23[i-l]	207.90±7.14[c-g]
Shirley/CV	34.03±0.47[c-e]	21.10±0.05[c-f]	32.97±0.25[j-m]	37.34±0.85[g-l]	355.86±25.14[p-r]
Shirley/W	40.97±0.53[fg]	21.96±0.04[jk]	24.63±0.35[bc]	40.65±0.41[k-m]	258.12±9.06[g-m]
平均值	37.05±9.62	22.86±2.83	32.32±5.42	36.56±5.17	266.60±62.72
Jamestown/KV	26.53±0.05[a]	21.65±0.03[g-k]	32.67±0.60[j-m]	29.59±3.27[ab]	273.42±9.05[i-o]
Jamestown/PH	33.31±0.03[c-e]	21.53±0.01[f-j]	24.77±0.03[bc]	41.59±0.84[lm]	269.98±10.13[i-o]
Jamestown/CV	35.16±0.30[e]	21.13±0.04[c-f]	33.24±0.19[k-m]	43.90±0.55[m]	406.23±13.22[r]
Jamestown/W	40.83±0.03[fg]	21.92±0.01[jk]	30.64±0.11[g-k]	31.29±1.03[a-f]	211.31±12.27[c-h]
平均值	34.06±5.88	21.60±0.34	30.49±3.79	36.36±7.86	290.25±82.76
Chesapeake/KV	26.36±0.26[a]	10.70±0.01[b]	30.52±0.40[g-j]	35.25±5.09[b-g]	287.79±8.00[k-o]
Chesapeake/PH	47.52±0.89[i]	20.88±0.01[c]	33.35±0.26[lm]	38.60±0.28[i-l]	219.85±3.88[d-i]
Chesapeake/CV	43.50±1.34[g]	26.59±0.01[m-o]	25.47±0.04[b-d]	36.03±0.41[b-g]	281.81±5.13[j-o]
Chesapeake/W	40.22±0.01[fg]	21.28±0.00[c-i]	29.59±0.15[f-j]	38.23±0.52[i-l]	161.28±12.85[bc]
平均值	40.38±10.03	21.65±7.86	30.37±3.09	37.12±3.08	237.68±59.33

注 表中的数据以平均值±标准差（$n=3$）的形式列出。每列中不同字母代表在 0.05 水平上差异显著。KV 代表 Keedysville；PH 表示 Poplar Hill；CV 表示 Clarksville；W 表示 Wye。

综上所述，无论是可溶性酚酸，还是不溶性束缚型酚酸，小麦粉中最主要的酚酸是阿魏酸，这与其他文献报道的结果相一致。

3.1.3 类胡萝卜素

小麦粉中类胡萝卜素含量见表 3-4。由表 3-4 可看出，以每种小麦粉的平均值来看，Chesapeake 小麦粉所含的叶黄素、玉米黄素和总类胡萝卜素含量最高，分别为 0.46μg/g、0.13μg/g 和 0.10μmol/100g。小麦粉样品 Branson 叶黄素含量最低，为 0.27μg/g，SS5205 玉米黄素含量最低，为 0.08μg/g，同时，USG3665，USG3315 和 Branson 的玉米黄素含量也相对较低。对于总类胡萝卜素，Branson 中的含量最低，仅 0.06μmol/100g。另外，本试验小麦粉样品中没有检测到 β-胡萝卜素。

表 3-4 小麦粉中类胡萝卜素含量

小麦品种/地区	叶黄素 （μg/g）	玉米黄素 （μg/g）	总类胡萝卜素 （μmol/100g 小麦粉）
SS520/PH	0.22±0.01[e]	0.06±0.00[b-d]	0.05±0.00[de]
SS520/W	0.34±0.01[k]	0.10±0.00[g]	0.08±0.00[k]
SS520/CV	0.31±0.02[ij]	0.10±0.00[g-i]	0.07±0.01[j]
SS520/KV	0.32±0.00[j]	0.09±0.00[f]	0.07±0.00[j]
平均值	0.30±0.05[ab]	0.09±0.02[ab]	0.07±0.01[ab]
SSMPV57/PH	0.24±0.01[fg]	0.06±0.00[cd]	0.05±0.00[fg]
SSMPV57/W	0.52±0.01[r]	0.15±0.00[n]	0.11±0.00[q]
SSMPV57/CV	0.35±0.01[k]	0.10±0.00[g]	0.08±0.00[k]
SSMPV57/KV	0.23±0.01[ef]	0.07±0.00[d]	0.05±0.00[ef]
平均值	0.33±0.14[ab]	0.09±0.03[ab]	0.08±0.02[ab]
SS5205/PH	0.21±0.00[de]	0.06±0.00[cd]	0.05±0.00[de]
SS5205/W	0.49±0.01[p]	0.13±0.00[lm]	0.10±0.00[o]
SS5205/CV	0.14±0.00[b]	0.05±0.00[b]	0.03±0.00[b]
SS5205/KV	0.29±0.01[h]	0.08±0.00[f]	0.06±0.00[i]
平均值	0.28±0.13[a]	0.08±0.03[a]	0.06±0.03[a]
USG3555/PH	0.24±0.00[g]	0.07±0.00[cd]	0.05±0.00[f-h]
USG3555/W	0.48±0.01[op]	0.13±0.00[lm]	0.10±0.00[o]
USG3555/CV	0.34±0.01[k]	0.11±0.00[g-i]	0.08±0.00[k]
USG3555/KV	0.52±0.01[r]	0.14±0.00[mn]	0.11±0.00[q]
平均值	0.40±0.12[ab]	0.11±0.03[ab]	0.09±0.03[ab]

续表

小麦品种/地区	叶黄素 （μg/g）	玉米黄素 （μg/g）	总类胡萝卜素 （μmol/100g 小麦粉）
USG3665/PH	0.10±0.00^a	0.03±0.00^a	0.02±0.00^a
USG3665/W	0.47±0.02^o	0.12±0.00^{jk}	0.10±0.00^n
USG3665/CV	0.34±0.01^k	0.10±0.00^{g-i}	0.08±0.00^k
USG3665/KV	0.22±0.00^{de}	0.06±0.00^{b-d}	0.04±0.00^d
平均值	0.28±0.14^a	0.08±0.04^a	0.06±0.03^a
USG3315/PH	0.25±0.01^g	0.06±0.00^{cd}	0.05±0.00^{f-h}
USG3315/W	0.22±0.01^e	0.06±0.00^{b-d}	0.05±0.00^{de}
USG3315/CV	0.32±0.01^j	0.10±0.00^{gh}	0.07±0.00^j
USG3315/KV	0.43±0.00^n	0.11±0.00^{ij}	0.09±0.00^m
平均值	0.30±0.09^{ab}	0.08±0.02^a	0.07±0.02^{ab}
Branson/PH	0.24±0.00^{fg}	0.07±0.00^{de}	0.05±0.00^{f-h}
Branson/W	0.38±0.00^l	0.11±0.00^{h-j}	0.08±0.00^l
Branson/CV	0.25±0.00^g	0.07±0.00^{cd}	0.05±0.00^{f-h}
Branson/KV	0.16±0.01^{cd}	0.06±0.00^{cd}	0.04±0.00^{cd}
平均值	0.27±0.07^a	0.08±0.02^a	0.06±0.02^a
Shirley/PH	0.24±0.00^{fg}	0.08±0.00^{ef}	0.06±0.00^{gh}
Shirley/W	0.56±0.01^s	0.14±0.00^n	0.12±0.00^r
Shirley/CV	0.47±0.02^{op}	0.13±0.00^{kl}	0.10±0.00^{no}
Shirley/KV	0.20±0.01^n	0.11±0.00^{h-j}	0.05±0.00^m
平均值	0.42±0.12^{ab}	0.11±0.03^{ab}	0.09±0.02^{ab}
Jamestown/PH	0.22±0.00^{de}	0.06±0.00^{b-d}	0.05±0.00^d
Jamestown/W	0.68±0.02^t	0.18±0.00^o	0.15±0.00^s
Jamestown/CV	0.19±0.00^c	0.05±0.00^{bc}	0.04±0.00^c
Jamestown/KV	0.30±0.00^{hi}	0.08±0.00^f	0.07±0.00^i
平均值	0.35±0.20^{ab}	0.09±0.05^{ab}	0.08±0.05^{ab}
Chesapeake/PH	0.24±0.00^{fg}	0.08±0.00^f	0.06±0.00^h

续表

小麦品种/地区	叶黄素 （μg/g）	玉米黄素 （μg/g）	总类胡萝卜素 （μmol/100g 小麦粉）
Chesapeake/W	0.69±0.01[l]	0.18±0.00[o]	0.15±0.00[s]
Chesapeake/CV	0.40±0.00[m]	0.10±0.00[gh]	0.09±0.00[l]
Chesapeake/KV	0.50±0.01[q]	0.14±0.00[mn]	0.11±0.00[p]
平均值	0.46±0.17[b]	0.13±0.04[b]	0.10±0.04[b]

注 表中的数据以平均值±标准差（$n=3$）的形式列出。每列中不同字母代表在 0.05 水平上差异显著。KV 代表 Keedysville；PH 表示 Poplar Hill；CV 表示 Clarksville；W 表示 Wye。

从表 3-4 还看出，在被测样品中，叶黄素是主要的类胡萝卜素，这与其他文献报道的结果一致，但其含量低于其他文献报道的含量。马里兰州生长的软质小麦叶黄素含量为 0.82~1.14μg/g，Zandomeneghi 研究表明，全麦粉中含有 0.61μg/g 叶黄素，Whent 认为，全麦粉中叶黄素的含量为 1.5~4.0μg/g。本试验得到的玉米黄素的含量低于报道的 8 种软麦样品中的含量（0.2~0.39μg/g），而 Whent 测定的全麦粉中没有检测到玉米黄素。此外，与其他文献不同的是，本试验没有检测到 β-胡萝卜素。导致这种不同结果的原因可能是叶黄素主要集中于麦麸中，也可能是不同的小麦品种及不同的生长环境。

3.1.4 维生素 E

维生素 E 测定结果见表 3-5。α-生育酚含量为 0.30~0.59μg/g，此结果与芬兰小麦粉中的含量基本一致（0.2~1.62μg/g），高于 Wennermark 报道的结果（0.05~0.1μg/g），这可能主要由参试材料差异所致。δ-生育酚在 USG3665 小麦粉中含量最高，为 0.29μg/g，在 SS5205 中含量最低，为 0.07μg/g，此含量与已有文献报道的结果基本一致。由表 2-7 看出，在所有小麦粉样品中，α-生育酚是主要的维生素 E，这与 Moore 报道的结果吻合。Whent 研究认为，全麦粉中除含有 α-生育酚外，没有检测到其他生育酚。α-生育酚在心血管疾病方面有一定的健康保健作用。本试验结果表明，马里兰州生长的一些软麦可以作为日常饮食中 α-生育酚的良好来源。

表 3-5 软质小麦粉中维生素 E 含量

小麦品种/地区	α-生育酚 （μg/g）	δ-生育酚 （μg/g）	总维生素 E （μmol/100g 小麦粉）
SS520/PH	0.34±0.07[c-i]	nd	0.08±0.01[a-d]
SS520/W	0.68±0.10[o-q]	0.20±0.02[c-h]	0.20±0.03[p-q]
SS520/CV	0.63±0.01[m-p]	0.11±0.03[ab]	0.17±0.01[k-q]
SS520/KV	0.63±0.02[m-p]	0.21±0.02[e-i]	0.19±0.01[o-r]
平均值	0.57±0.15[b]	0.13±0.09[ab]	0.16±0.05[ab]
SSMPV57/PH	0.25±0.08[a-d]	nd	0.05±0.02[a]
SSMPV57/W	0.91±0.05[r]	0.27±0.05[h-k]	0.27±0.02[s]
SSMPV57/CV	0.66±0.06[n-p]	0.24±0.08[g-j]	0.21±0.03[qr]
SSMPV57/KV	0.54±0.02[k-o]	0.30±0.01[i-k]	0.19±0.01[n-r]
平均值	0.59±0.25[b]	0.20±0.13[bc]	0.18±0.08[b]
SS5205/PH	0.25±0.06[a-e]	nd	0.05±0.01[a]
SS5205/W	0.83±0.10[qr]	0.11±0.01[ab]	0.22±0.02[r]
SS5205/CV	0.28±0.03[a-g]	0.09±0.00[ab]	0.08±0.00[a-f]
SS5205/KV	0.31±0.03[b-h]	0.08±0.01[ab]	0.09±0.01[a-f]
平均值	0.42±0.25[ab]	0.07±0.04[a]	0.11±0.06[ab]
USG3555/PH	0.32±0.04[b-h]	0.21±0.09[d-i]	0.12±0.03[c-i]
USG3555/W	0.71±0.06[pq]	0.22±0.06[f-j]	0.21±0.02[r]
USG3555/CV	0.33±0.02[b-h]	0.13±0.00[a-e]	0.10±0.00[b-g]
USG3555/KV	0.31±0.03[b-h]	0.31±0.02[jk]	0.14±0.01[g-l]
平均值	0.42±0.18[ab]	0.22±0.08[bc]	0.15±0.05[ab]
USG3665/PH	0.42±0.10[e-k]	0.42±0.06[l]	0.20±0.03[o-r]
USG3665/W	0.45±0.05[g-l]	0.28±0.06[h-k]	0.17±0.02[j-q]
USG3665/CV	0.26±0.02[a-f]	0.28±0.02[h-k]	0.12±0.01[d-i]
USG3665/KV	0.37±0.02[d-j]	0.20±0.01[e-h]	0.13±0.00[e-k]
平均值	0.38±0.09[ab]	0.29±0.09[c]	0.16±0.03[ab]
USG3315/PH	0.57±0.03[k-p]	0.24±0.03[g-j]	0.19±0.01[m-r]

续表

小麦品种/地区	α-生育酚 （μg/g）	δ-生育酚 （μg/g）	总维生素 E （μmol/100g 小麦粉）
USG3315/W	0.16±0.06^{ab}	0.13±0.01^{a-e}	0.06±0.02^{ab}
USG3315/CV	0.37±0.03^{d-j}	0.11±0.01^{ab}	0.11±0.01^{b-h}
USG3315/KV	0.52±0.08^{j-o}	0.11±0.01^{ab}	0.14±0.02^{g-m}
平均值	0.40±0.17^{ab}	0.15±0.06^{ab}	0.13±0.05^{ab}
Branson/PH	0.30±0.05^{b-h}	0.07±0.01^{a}	0.08±0.01^{a-e}
Branson/W	0.43±0.07^{g-k}	0.14±0.01^{a-f}	0.13±0.01^{f-k}
Branson/CV	0.21±0.01^{a-d}	0.12±0.01^{a-d}	0.07±0.00^{a-c}
Branson/KV	0.25±0.01^{a-d}	0.16±0.01^{b-g}	0.09±0.00^{a-f}
平均值	0.30±0.09^{a}	0.12±0.04^{ab}	0.10±0.02^{a}
Shirley/PH	0.52±0.03^{j-o}	0.13±0.01^{a-e}	0.15±0.01^{h-n}
Shirley/W	0.25±0.08^{a-e}	0.15±0.01^{a-g}	0.09±0.02^{a-f}
Shirley/CV	0.93±0.10^{r}	0.23±0.02^{g-j}	0.27±0.03^{s}
Shirley/KV	0.47±0.07^{h-m}	0.08±0.02^{ab}	0.12±0.02^{e-j}
平均值	0.54±0.26^{ab}	0.15±0.05^{ab}	0.16±0.06^{ab}
Jamestown/PH	0.61±0.06^{l-p}	0.08±0.01^{ab}	0.16±0.00^{i-o}
Jamestown/W	0.42±0.09^{e-k}	0.27±0.02^{h-k}	0.16±0.02^{i-p}
Jamestown/CV	0.36±0.04^{d-j}	0.10±0.01^{ab}	0.10±0.01^{b-h}
Jamestown/KV	0.12±0.01^{a}	0.29±0.02^{h-k}	0.09±0.02^{a-f}
平均值	0.38±0.18^{ab}	0.19±0.10^{b}	0.13±0.03^{ab}
Chesapeake/PH	0.50±0.04^{i-n}	0.14±0.00^{a-f}	0.15±0.01^{g-m}
Chesapeake/W	0.18±0.03^{a-c}	0.11±0.00^{a-c}	0.06±0.01^{ab}
Chesapeake/CV	0.45±0.03^{g-l}	0.10±0.00^{ab}	0.12±0.01^{e-j}
Chesapeake/KV	0.43±0.02^{f-k}	0.33±0.03^{k}	0.18±0.01^{l-r}
平均值	0.39±0.13^{ab}	0.17±0.10^{ab}	0.13±0.04^{ab}

注 表中的数据以平均值±标准差（$n=3$）的形式列出。每列中不同字母代表在 0.05 水平上差异显著。KV 代表 Keedysville；PH 表示 Poplar Hill；CV 表示 Clarksville；W 表示 Wye。nd 表示没有检测到。

总维生素 E 含量为 0.10~0.18μmol/100g 小麦粉。其中，小麦粉 SSMPV57 总维生素 E 含量最高。然而，任何一个小麦粉样品都没有检测到 γ-生育酚。Panfili 曾经报道软麦中不含大量的 δ-生育酚和 γ-生育酚，很好地支持了本实验结果。

3.1.5 小麦粉中生物活性成分之间相关性分析

小麦粉化学组成之间的相关性分析见表 3-6。由表 3-6 看出，总类胡萝卜素含量和叶黄素、玉米黄素含量呈极显著正相关，其相关系数分别为 0.999、0.987（$P<0.01$），表明小麦粉中类胡萝卜素主要以叶黄素和玉米黄素的形式存在。总生育酚含量和 α-生育酚、δ-生育酚含量也呈极显著正相关，其相关系数分别为 0.908 及 0.601（$P<0.01$）。通过对总酚含量与各酚酸含量相关分析表明，总酚含量与香草酸、对香豆酸和阿魏酸含量呈显著正相关，其相关系数分别为 0.851、0.883 及 0.933（$P<0.05$），由相关系数看出，阿魏酸是小麦粉中最主要的酚酸。同时，香草酸和咖啡酸、对香豆酸也存在正相关性（$P<0.01$）。

3.1.6 品种与环境互作对小麦粉营养成分的影响

小麦品质主要受基因控制，也受生长环境影响。研究发现，同一品种在不同生长环境、不同年份，其品质有明显差异，表明生长条件对小麦籽粒品质具有较大影响。关于环境条件对小麦籽粒品质影响的研究，主要集中在蛋白质含量等小麦加工品质方面，并且以往的研究结果并不一致。关于品种、生长环境、品种与环境互作对小麦粉酚酸、类胡萝卜素和维生素 E 等营养成分及其抗氧化能力影响的相关报道却很少。

3.1.6.1 气象数据

本试验记录小麦从抽穗到完熟期间的温度和降水量。从抽穗到完熟期间，不同小麦品种在 4 个不同地区的平均最高温度、平均最低温度、平均气温及降水量等气象数据见表 3-7。

表 3-6 小麦粉化学组成之间的相关性分析

项目	叶黄素	玉米黄素	总类胡萝卜素	α-生育酚	δ-生育酚	总生育酚	总酚	香草酸	咖啡酸	丁香酸	对香豆酸
玉米黄素	0.980**										
总类胡萝卜素	0.999**	0.987**									
α-生育酚	0.240**	0.265**	0.246**								
δ-生育酚	0.216*	0.215*	0.217*	0.211*							
总生育酚	0.289**	0.309**	0.294**	0.908**	0.601**						
总酚	0.181*	0.180*	0.181*	0.214*	0.031	0.189*					
香草酸	-0.064	-0.012	-0.053	0.219*	0.117	0.229**	0.851**				
咖啡酸	0.018	0.046	0.023	-0.044	0.114	0.013	0.138	0.238**			
丁香酸	-0.063	-0.076	-0.066	-0.108	-0.058	-0.113	0.043	-0.050	-0.062		
对香豆酸	-0.214*	-0.166	-0.205*	0.337**	-0.116	0.226*	0.883**	0.586**	0.076	-0.065	
阿魏酸	0.031	0.004	0.026	0.145	0.125	0.172	.933**	-0.242**	-0.054	-0.137	-0.008

注：表中结果表示皮尔森相关系数（r）。* 表示 $P<0.05$；** 表示 $P<0.01$。结果中没有 * 表示在 0.05 水平上不存在显著差异。

表 3-7 小麦抽穗到收获期间的气象资料

小麦品种/地区	绝对最高温度（℉）	绝对最低温度（℉）	平均最高温（℉）	平均最低温度（℉）	平均温（℉）	降水量（in.）
SS520/CV	95.90	48.90	81.47	60.59	71.03	0.08
SS520/KV	94.00	52.00	80.00	61.68	70.84	0.11
SS520/PH	97.00	40.01	80.16	57.90	69.03	0.04
SS520/W	92.32	45.93	79.08	60.84	69.96	0.10
SSMPV57/CV	95.90	48.90	83.24	60.83	72.04	0.05
SSMPV57/KV	94.00	52.00	81.95	62.56	72.26	0.05
SSMPV57/PH	97.00	40.01	80.64	58.43	69.54	0.04
SSMPV57/W	92.32	45.93	78.65	60.44	69.55	0.10
SS5205/CV	95.90	48.90	82.30	60.73	71.52	0.08
SS5205/KV	94.00	52.00	80.11	61.89	71.00	0.11
SS5205/PH	97.00	40.01	80.51	58.31	69.41	0.04
SS5205/W	92.32	45.93	79.03	60.73	69.88	0.10
USG3555/CV	95.90	48.90	81.86	60.67	71.27	0.08
USG3555/KV	94.00	52.00	81.41	62.20	71.81	0.08
USG3555/PH	97.00	40.01	80.62	58.44	69.53	0.04
USG3555/W	92.32	45.93	79.03	60.73	69.88	0.10
USG3665/CV	95.90	48.90	82.30	60.73	71.52	0.08
USG3555/KV	94.00	52.00	81.65	62.35	72.00	0.06
USG3555/PH	97.00	40.01	80.62	58.44	69.53	0.04
USG3555/W	92.32	45.93	79.03	60.73	69.88	0.10
USG3315/CV	95.90	48.90	82.43	60.76	71.60	0.08
USG3315/KV	94.00	52.00	81.65	62.35	72.00	0.06
USG3315/PH	97.00	40.01	80.64	58.43	69.54	0.04
USG3315/W	92.32	45.93	79.03	60.73	69.88	0.10
Branson/CV	95.90	48.90	81.32	60.34	70.83	0.08
Branson/KV	94.00	52.00	80.42	61.93	71.18	0.11

续表

小麦品种/地区	绝对最高温度（℉）	绝对最低温度（℉）	平均最高温（℉）	平均最低温度（℉）	平均温（℉）	降水量（in.）
Branson/PH	97.00	40.01	80.16	57.90	69.03	0.04
Branson/W	92.32	45.93	79.09	60.84	69.96	0.10
Shirley/CV	95.90	48.90	82.30	60.73	71.52	0.08
Shirley/KV	94.00	52.00	81.65	62.35	72.00	0.06
Shirley/PH	97.00	40.01	80.51	58.31	69.41	0.04
Shirley/W	92.32	45.93	79.03	60.73	69.88	0.10
Jamestow/CV	95.90	48.90	81.32	60.34	70.83	0.08
Jamestow/KV	94.00	52.00	80.42	61.93	71.18	0.11
Jamestow/PH	97.00	40.01	80.51	58.31	69.41	0.04
Jamestow/W	92.32	45.93	79.08	60.84	69.96	0.10
Chesapeak/CV	95.90	48.90	81.47	60.59	71.03	0.08
Chesapeak/KV	94.00	52.00	80.77	62.00	71.39	0.11
Chesapeak/PH	97.00	40.01	80.51	58.31	69.41	0.04
Chesapeak/W	92.32	45.93	79.12	60.87	70.00	0.10

注　表中所列气候条件均为2011年小麦抽穗到收获期间的气象资料。同一地区不同品种间的气候条件的差异主要由于成熟期的不同所致。PH代表Poplar Hills；W代表Wye Research Center；CV代表Clarksville；KV代表Keedysville；lin.=25.4mm；$t(℃)=(℉-32)/1.8$。

3.1.6.2　品种、环境、品种×环境互作对小麦粉营养成分的影响

（1）对类胡萝卜素含量的影响

品种、环境、品种×环境互作对小麦粉成分和其抗氧化功能的影响见表3-8。由表3-8看出，环境对叶黄素、玉米黄素和总类胡萝卜素的含量影响最大，根据其在方差中所占的比例，其影响比例分别为46.02%、43.34%和45.71%（$P<0.001$）。对于试验中的10个小麦品种，来自Wye地区的小麦粉中叶黄素、玉米黄素和总类胡萝卜素的含量分别为0.34~0.69μg/g、0.10~0.18μg/g和0.08~0.15μmol/100g，其含量高于相应品种在其他地区的含量，从而验证了生长环境是影响类胡萝卜素含量的主要因素。

表 3-8　品种、环境、品种×环境互作对小麦粉成分和其抗氧化功能的影响

指标	品种（G）	环境（E）	品种与环境互作（G×E）
叶黄素（μg/g）	20.33***	46.02***	33.53***
玉米黄素（μg/g）	21.45***	43.34***	34.33***
总类胡萝卜素（μmol/100g）	20.67***	45.71***	33.51***
α-生育酚（μg/g）	18.51***	5.22***	71.53***
δ-生育酚（μg/g）	34.14***	9.76***	50.02***
总生育酚（μmol/100g）	18.50***	5.24***	71.55***
总酚含量（mg GAE/g）	12.63***	76.30***	11.07***
总香草酸（μg/g）	13.10***	31.56***	55.34***
总咖啡酸（μg/g）	5.24***	6.80***	87.96***
总丁香酸（μg/g）	12.39***	18.46***	69.15***
总对香豆酸（μg/g）	15.99***	25.62***	58.39***
总阿魏酸（μg/g）	34.04***	43.78***	22.18***
DPPH 自由基清除能力（μmol TE/g）	12.69***	64.67***	22.64***
氧自由基吸收能力测试（μmol TE/g）	18.52***	68.33***	13.15***
羟自由基清除能力（μmol TE/g）	17.29***	75.78***	6.93***
ABTS 自由基清除能力（μmol TE/g）	6.48***	91.05***	2.47***

注　结果以在总方差中所占的百分比例表示。TE：Trolox 当量。*** 表示 $P<0.001$。

另外，品种×环境互作对叶黄素、玉米黄素和总类胡萝卜素的含量影响次之，对这三者影响所占的比例分别为 33.53%、34.33% 和 33.51%（$P<0.001$）。结合表 3-2 可以看出，Wye 地区的 Chesapeake 和 Jamestown 小麦粉的叶黄素、玉米黄素和总类胡萝卜素的含量最高，然而 Poplar Hill 地区的 USG3665 小麦粉类胡萝卜素的含量最低。小麦品种对叶黄素、玉米黄素和总类胡萝卜素含量的影响程度最低，其所占比例依次为 20.33%、21.45%、20.67%（$P<0.001$）。

(2) 对生育酚含量的影响

由表 3-8 看出，品种、生长环境、品种×环境互作对 α-生育酚、δ-生育酚和总生育酚的含量均有显著的影响（$P<0.01$）。品种×环境互作对 α-生育酚、δ-生育酚和总生育酚含量的影响作用最大，所占的影响比例依次为

71.53%、50.02%、71.55%（$P<0.001$）。结合表3-5看出，除来自Poplar Hill地区的SS520、SSMPV57和SS5205小麦粉样品外，其他样品均含有δ-生育酚。Moore研究指出，马里兰州软麦中没有检测到δ-生育酚，这可能是小麦品种的不同造成的。本试验中，4个不同生长地区的小麦粉样品中，Clarksville地区的Shirley小麦粉的α-生育酚的含量最高为0.93μg/g，然而，当Shirley种植于Wye地区时，其α-生育酚的含量仅为0.25μg/g，几乎接近于试验样品中的最低值为0.12μg/g，由此看出，品种×环境互作对小麦粉生育酚的含量影响显著，这与此处得到的试验结果相吻合。

品种对生育酚含量的影响次之，对α-生育酚、δ-生育酚和总生育酚含量的影响所占比例为18.50%~34.14%。SSMPV57小麦粉在所有样品中的α-生育酚的含量最高，这很好地证明了品种对小麦粉生育酚含量的影响。

环境对生育酚含量的单独影响作用最小（5.22%~9.76%，$P<0.001$）。以上试验数据表明，通过育种可能培育出生育酚含量较高的小麦品种。

（3）对总酚含量的影响

从表3-8可看出，生长环境对小麦粉总酚含量的影响最大，其所占比例为76.30%（$P<0.001$）。Moore曾经报道，环境对总酚含量的影响所占比例为68%~79%，这与本试验所得结果一致。不同生长地区对小麦粉总酚含量的影响见图3-3，Clarksville和Keedysville地区小麦粉的总酚含量要显著高于其他地区的含量，而Wye地区小麦粉的总酚含量最低，表明生长环境是影响小麦粉总酚含量的主要因素，这与Yu报道的结果一致。李富华等研究表明，泰国黑米总酚含量（8.33mg阿魏酸/g）要高于中国黑米中的总酚（4.75mg阿魏酸/g）。Vaher指出，生长在有机环境下的小麦所含的酚类化合物远高于传统种植环境下小麦的多酚含量。品种、品种×环境互作对总酚含量的影响程度较小，约为12%（表3-8）。结合图3-4看出，样品SSMPV57的总酚含量最高，但与其他样品不存在显著性差异，表明小麦品种不是影响总酚含量的主要因素。

（4）对酚酸含量的影响

品种、环境、品种×环境互作对小麦粉各酚酸含量的影响见表3-8。品种、生长环境、品种×环境互作对各酚酸含量有极显著的影响（$P<0.001$）。生长环境对阿魏酸的影响最大（43.78%，$P<0.001$），这与Mpofu报道的结果吻合。品种、品种×环境互作对阿魏酸含量的影响分别为22.18%和34.04%。

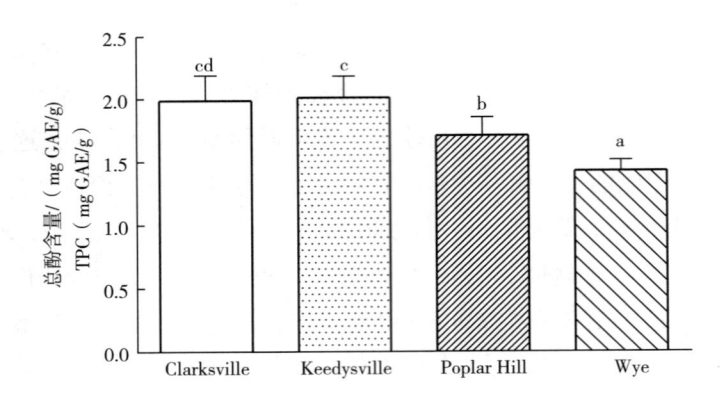

图 3-3　不同生长地区对小麦粉总酚含量的影响

注　柱形图上的不同字母代表在 0.05 水平上差异显著。

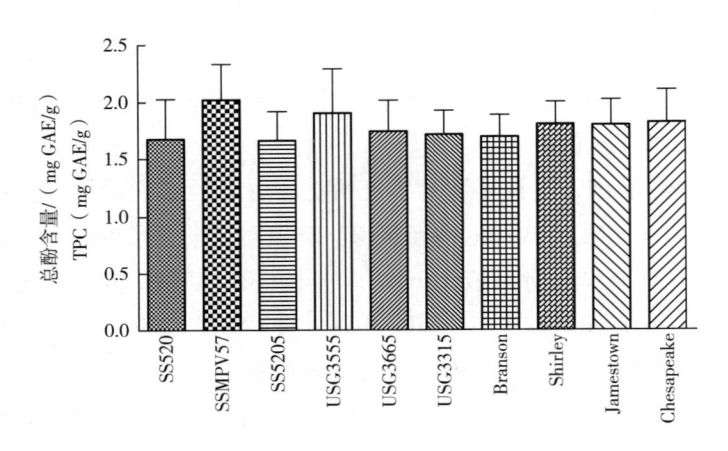

图 3-4　不同品种对小麦粉总酚含量的影响

对于其他酚酸，品种×环境互作的影响最大。品种×环境互作对总香草酸、咖啡酸、丁香酸和对香豆酸含量的影响分别为 55.34%、87.96%、69.15% 和 58.39%。有资料表明，酚酸含量受品种和环境效应的共同作用，这与本试验结果吻合。然而，有关文献报道，环境或品种单独效应对小麦酚酸含量的影响较大。Mpofu 指出，硬红春麦中酚酸的含量及组分在不同环境间存在很大差异，这与本试验结果不同。这可能是由于小麦品种和提取工艺的不同。王兰通过研究品种、磨粉、地点及品种与磨粉互作对全麦粉酚酸组分及其含量的影响，结果表明上述因素对所有酚酸的含量均有显著影响，其中以磨粉效应最大。研究表明，当出粉率为 60%~80%，自由酚酸含量、结合酚酸含量及总酚酸含量随出粉率的增加而缓慢增多；当出粉率超过80%时，各形态的酚酸含量随出粉率增加而显著增多。而在所有小麦粉中，结合态酚酸含量显著高于自由酚酸含量，因此食用高出粉率小麦粉制成的食品有助于提高人们对结合酚酸的吸收利用。

上述结果表明，小麦粉中的营养成分主要受环境、环境×品种互作的影响，而品种对其影响程度最低。国外学者也认为：小麦生长期间的气候、环境因素对小麦加工品质的影响程度比品种的影响程度大。结合本试验气候因素对小麦营养品质的影响结果可以得出：小麦生长及发育期间的气候因素对小麦的加工品质和营养品质的影响较大。白家惠等认为，小麦品质的环境间差异大于品种间差异，并指出气候条件是影响小麦品质的重要因子，这与本试验结果吻合。

3.2　小麦粉功能评价

3.2.1　抗氧化活性

抗氧化物是一类可以延缓或者阻止底物氧化的一类物质。抗氧化剂可以直接清除生物体内的自由基或提高内源性抗氧化物质的水平，从而抑制生物大分子的过氧化损伤。目前，人们对自然界中的天然抗氧化物越来越感兴趣，研究和开发高效的天然抗氧化剂、外源性地补充抗氧化剂，已成为预防和治疗某些疾病的重要途径之一。小麦作为主要粮食作物，具有非常重要的营养成分和植物生物活性物质（如具有良好抗氧化性的维生素E、类胡萝卜素、黄酮类和酚酸），这些物质在其他食品中的研究得到广泛认同，且具有多种生理功能，包括抗氧化、平衡激素、增强免疫力和促进消化道物质运输等功能。因此，应当加强对小麦和小麦粉抗氧化功能等保健性研究。

Zechmeister指出：小麦粉主要含有叶黄素、胡萝卜醇等黄色物质，这些物质可以预防视网膜黄斑变性。同时，生育酚可以有效清除单线态氧，具有抗氧化作用，能促进蛋白质合成，预防衰老。酚酸可以维持氧化与抗氧化反应的平衡，因此在人体应对氧化应激方面发挥着重要作用。许多学者对小麦中类黄酮、生育酚等抗氧化物进行了研究。另有研究表明，小麦麸皮、糊粉层和麦粒提取物具有清除自由基和螯合金属离子的能力,但是,小麦不同部位的抗氧化能力不同。目前,绝大多数的研究着重于研究全麦或者麸皮中的抗氧化成分,而关于小麦粉抗氧化活性方面的报道却很少。因此,本试验以40个小麦粉样品(10种小麦×4个种植地区=40)为原料,研究小麦粉对DPPH自由基、ABTS自由基、·OH和氧自由基的清除能力,为消费者提供基础资料和参考依据。

3.2.1.1 DPPH自由基清除能力

DPPH自由基清除能力是用于评价抗氧化剂自由基清除能力的重要指标,在某种程度上被认为可以反映抗氧化物清除自由基的总能力,被广泛应用于评价果蔬、谷物等食品中酚类化合物的抗氧化能力,具有快速、简便、灵敏的优点。

在所有参试样品中,SS5205小麦粉50%丙酮提取物DPPH自由基清除能力最弱为 0.72μmol TE/g,USG3555小麦粉50%丙酮提取物DPPH自由基清除能力最强为 1.07μmol TE/g(表3-9),但不存在显著差异($P>0.05$)。Yu曾经报道了分别种植于5个不同地区的3种硬质小麦粉(Trego,Akron和Platte)具有很强的DPPH自由基清除能力。同时,关于麦麸及其他谷物DPPH自由基清除能力也有相应报道。

表3-9 软质小麦粉抗氧化活性

小麦品种	DPPH自由基清除能力(μmol TE/g)	氧自由基吸收能力测试(μmol TE/g)	羟自由基清除能力(μmol TE/g)	ABTS自由基清除能力(μmol TE/g)
SS520	0.95±0.49[a]	35.19±7.88[a]	34.81±8.09[a]	2.48±0.87[a]
SSMPV57	1.03±0.51[a]	40.20±8.76[a]	38.46±7.64[a]	2.47±0.46[a]
SS5205	0.72±0.30[a]	32.18±5.93[a]	33.28±5.13[a]	2.01±0.45[a]
USG3555	1.07±0.28[a]	37.64±7.25[a]	38.65±5.52[a]	2.41±0.35[a]
USG3665	0.98±0.40[a]	32.58±5.72[a]	33.48±4.92[a]	2.30±0.41[a]
USG3315	0.79±0.27[a]	31.17±7.81[a]	31.22±6.92[a]	2.10±0.22[a]
Branson	0.87±0.28[a]	29.90±1.62[a]	31.69±3.47[a]	2.12±0.35[a]
Shirley	0.93±0.22[a]	31.66±3.59[a]	35.81±4.59[a]	2.31±0.29[a]

续表

小麦品种	DPPH自由基清除能力（μmol TE/g）	氧自由基吸收能力测试（μmol TE/g）	羟自由基清除能力（μmol TE/g）	ABTS自由基清除能力（μmol TE/g）
Jamestown	0.93±0.29[a]	33.60±4.79[a]	41.55±7.82[a]	2.23±0.26[a]
Chesapeake	0.76±0.24[a]	34.89±6.58[a]	41.05±9.99[a]	2.11±0.30[a]

注 结果按照小麦品种列出，表示为平均值±标准差（$n=12$）。表中每列中的相同字母代表差异不显著（$P>0.05$）。TE表示Trolox当量。

一般认为，不同种类谷物，清除DPPH自由基能力也不同。徐元元等通过比较6种杂粮和2种主粮的体外抗氧化能力认为，参试杂粮样品清除DPPH自由基能力均比小麦的强，其中小麦清除DPPH自由基能力约为1.0μmol TE/g，与本试验结果相近。Choi研究认为，黑稻米和红高粱的甲醇提取物抗氧化活性比白稻米、糙米、小米、粟、大麦的高，苦荞抗氧化效果比甜荞明显。一般有色谷物抗氧化能力高于无色谷物，例如，红高粱抗氧化能力高于白高粱。谷物经加工处理后抗氧化能力降低。高粱去皮后，酚类化合物减少，抗氧化活性降低82%~83%。任顺成和孙军涛研究得出不同荞麦品种的粉、皮、芽均有一定的抗氧化能力，抗氧化次序依次为荞麦芽>荞麦皮>荞麦粉，其中苦荞抗氧化效果比甜荞明显。

不同提取溶剂对小麦清除自由基能力影响也较大。江生等利用3种不同溶剂（石油醚、乙醇、水）提取小麦麸皮中的抗氧化物质，并测定其体外抗氧化能力。结果表明，3种不同提取溶剂，小麦麸皮清除自由基能力不同。其中，乙醇提取物对DPPH自由基和·OH清除能力最高，而水提物对超氧阴离子清除作用最强，同时也显示小麦麸皮中的脂溶性成分（一般不应是酚类物质）和水溶性成分（可能包括部分酚类和水溶性维生素等）DPPH自由基清除能力不如乙醇溶成分（可能包括部分酚类、部分类胡萝卜素、生育酚及其他极性成分）。Zhou通过50%丙酮和乙醇等有机溶剂对小麦进行提取，其50%丙酮提取物具有相对更高的清除自由基能力。因此，本研究使用50%丙酮提取小麦粉中的抗氧化物，并评价小麦粉50%丙酮提取物DPPH自由基清除能力，这样显然相对更合理。

本实验将酶标仪应用于DPPH自由基清除能力的测定，其高通量的检测方法具有简便、灵敏、快速、省时省力、重现性好、对比性好等特点。目前，关于 DPPH 自由基清除能力的测定结果，大部分试验以清除率（inhibition percent，IP）的形式表示，IP 值越大，抗氧化能力越强。例如，有研究表明，当黑小麦提取液浓度为 10~35μg/mL 时，其对 DPPH 自由基的清除率为 12.73%~85.47%。王建方等研究 3 种不同麦麸碱提物对 DPPH 自由基的清除率为 68.3%~98.3%。但是，多数对谷物抗氧化性测定的不同研究中，不但品种彼此多有不同，抗氧化物的提取方法多有不同，抗氧化活性的测定方法及测定结果的表示方法也不同，导致不同抗氧化能力之间的研究结果很难相互比较。就小麦和小麦粉的 DPPH 自由基清除能力研究而言，一些试验对 DPPH 自由基清除能力的测定方法和结果表示方式与本试验不同，因此其测定结果很难与本试验所得结果进行定量比较。

3.2.1.2 氧自由基吸收能力（ORAC）

氧自由基吸收能力（又称作抗氧化能力指数）也是一个非常重要的评价抗氧化能力的指标，是一个经典的通过氢原子转移来清除 AAPH 产生的过氧自由基、羟自由基等自由基能力来评价抗氧化剂抗氧化活性的方法。ORAC 法需要 37℃恒温测定，而这种条件在实际测定过程中是容易做到的。该法提供的自由基稳定可控，并且与生命活动中产生的自由基具有高度的一致性。ORAC 法采用荧光定量，灵敏度高，并且可以通过改变反应体系的溶剂和自由基来测定水溶性或脂溶性物质的抗氧化活性，适用于高通量筛选和常规质量控制，使分析效率大大提高。同时，其操作方法简便，多通道液体处理系统和微孔板分析仪的使用弥补了原来 ORAC 方法测定时间相对较长的缺点。但 ORAC 方法也存在一些不足，如荧光素对反应体系 pH 相当敏感，当 pH 低于 7 时，其荧光强度显著降低；此外实验仪器也比较昂贵。

由表 3-9 看出，小麦粉氧自由基吸收能力介于 29.90~40.20μmol TE/g 范围内，其中 SSMPV57 小麦粉氧自由基吸收能力最强，Branson 小麦粉的最弱。与其他文献相比，本实验小麦粉 50% 丙酮提取物氧自由基吸收能力与麦麸的 50.59~65.94μmol TE/g、软麦的 32.9~47.7μmol TE/g 和全麦中游离酚的 20~40μmol TE/g 相近，但比 Trego 小麦麸乙醇提取物（3.14~6.25μmol TE/g）及 Akron 小麦麸乙醇提取物（4.46~5.60μmol TE/g）的清除能力强。这表明用 50% 丙酮对小麦粉进行提取，其提取液具有较强的氧自由基吸收能力（意味着用50%丙酮提取小麦或小麦麸中的总酚比用乙醇提取更接近它们所含的真实抗氧化物的含量)。

Wu测定的全谷物和全谷物食品如全麦面包氧自由基吸收能力为13.03~24.79μmol TE/g，22种蔬菜氧自由基吸收能力平均值为12μmol TE/g，24种水果氧自由基吸收能力平均值为22μmol TE/g，均低于本实验所测得的小麦粉氧自由基吸收能力。由此说明小麦粉和果蔬、全谷物一样，都具有显著的氧自由基吸收能力，这一研究结果是很有意义的。因为小麦粉在人们日常膳食中的消费量（质量）不亚于果蔬且远大于全谷类食品。

3.2.1.3 羟自由基清除能力

羟自由基可能在生理条件下产生，它可以破坏脂质、DNA和蛋白质。小麦粉50%丙酮提取物羟自由基清除能力见表3-9。所有被测小麦粉50%丙酮提取液均具有羟自由基清除能力。其中，Jamestown品种拥有最强的羟自由基清除能力（41.55μmol TE/g），而USG3315品种羟自由基清除能力最弱，仅为31.22μmol TE/g，小麦粉样品羟自由基清除能力之间无显著性差异（$P>0.05$）。

羟自由基清除能力大部分以自由基清除率或残留率的形式来表示。例如，王建方等研究中，对于3种不同小麦麦麸碱提物，当浓度为9mg/mL时，对羟自由基的清除率为67.34%~94.03%。张钟等研究表明黑糯玉米芯色素浓度为0.02~0.10mg/mL时，清除羟自由基能力随着样品浓度增加而增强。在低于0.03mg/mL的质量浓度下，紫玉米色素粗提物清除羟自由基的能力高于抗坏血酸的能力；当其粗提物浓度为0.04mg/mL时，其对羟自由基的清除率达84.8%。燕麦中酚类提取物具有较强的清除羟自由基的能力，当浓度为10mg/mL时，其对羟基清除率为72.5%。上述谷物清除羟自由基的能力均以清除率的形式表示，这种方法很大程度上取决于反应时间、自由基和样品中抗氧化物的初始浓度。而本研究评价羟自由基清除能力的方法把反应的热力学和动力学因素考虑在内，使用曲线下面积（AUC）进行定量，比在特定抑制百分率处测定抑制时间或者在特定时间内测量抑制百分率都具有相对的优越性。同时结果统一以每克样品中含有Trolox当量的摩尔数表示，从而可以比较不同样品的抗氧化能力。虽然本研究所得结果不能与上述文献报道的结果进行定量比较，但也表明小麦粉具有较强的清除羟自由基的能力。

3.2.1.4 ABTS自由基清除能力

小麦粉50%丙酮提取物清除ABTS自由基的能力见表3-9。由表3-9可看出，小麦粉50%丙酮提取物清除ABTS自由基能力为2.01~2.48μmol TE/g。其中SS520小麦粉50%丙酮提取物清除ABTS自由基能力最强（2.48μmol TE/g），SS5205小麦粉50%丙酮提取物清除ABTS自由基能力最弱（2.01μmol TE/g），但样品间不存在显著性差异（$P>0.05$）。有文献报道，科罗拉多地区的硬质小麦粉不具有清除ABTS自由基的能力，这与我们的试验结果相悖，这可能是由于试验样品、生长年份以及生长环境不同，由此可以反映出小麦的品种及生长环境可能影响其清除ABTS自由基能力。

关于小麦及其他谷物清除ABTS自由基能力方面的报道大多以清除率的形式表示，也有部分以Trolox当量的形式表示。徐元元等研究认为，小麦自由酚清除ABTS自由基能力约为0.8μmol TE/g，其值低于本试验研究结果。李青等认为5种不同水稻谷壳清除ABTS自由基能力为93.4~155.2mg TE/100g（相当于3.7~6.2μmol TE/g）。陶颜娟研究指出改性小麦麸皮膳食纤维清除ABTS自由基的能力为3.8~10.0μmol TE/g，其值高于本试验结果，这可能由于小麦中酚酸类物质主要存在于麦麸中，所以其抗氧化能力偏高。也有关于果蔬清除ABTS自由基能力方面的报道。例如，磨盘柿中亲脂性物质脱涩过程中清除ABTS自由基能力为0.92~1.53μmol TE/g，其值比本试验中小麦粉清除ABTS自由基的能力低。李巨秀等研究指出不同品种石榴籽中抗氧化物清除ABTS自由基的能力为3.01~4.59μmol TE/g。通过对以上数据分析表明，小麦粉具有较强的清除ABTS自由基的能力，具有显著的体外抗氧化能力。靳志强指出谷物和谷物产品的抗氧化能力相当高，尤其是小麦、玉米和高粱，这与本试验结果相吻合。其他研究表明，谷物在体内表现出的抗氧化能力高于体外试验的测定值，这是谷物中抗氧化物质协同作用的结果。因此可以作为优异的天然抗氧化物源。然而长期以来，谷物产品的抗氧化能力被忽略，这是值得引起注意的。

Liyana-Pathirana曾经报道谷物中的酚类主要以结合态的形式存在，在小麦中结合态酚酸占到酚酸总量的90%，在玉米中占87%，在稻米中占71%，在大麦中占58%。目前，关于游离态和结合态酚类抗氧化能力方面的研究报道不一致。有人认为，由于大部分的抗氧化活性研究仅关注谷物的水—有机溶剂提取物（意味着仅关注了游离态酚而忽略了结合态酚），而提取后剩余残渣中含有大量结合型抗氧化物质（包括不溶性结合态酚），其抗氧化能力却常被忽略，而结合型酚类化合物比游离型和酯化型酚类化合物具有更高的抗氧化活性，其中尤以结合态阿魏酸的抗氧化能力比游离态的阿魏酸更高。而徐元元等对此提出了相反的意见，通过比较小麦中自由酚和结合酚清除 DPPH 及 ABTS 自由基的能力得出，在清除能力上以自由酚起主要作用。因此，本试验通过测定小麦粉中自由酚清除自由基的能力来评价小麦粉体外抗氧化能力是可行的。另外，龚二生等指出：由于体外抗氧化研究法是以清除自由基能力或还原能力作为衡量抗氧化活性强弱的指标，它反映的只是抗氧化成分某一方面的能力，针对没有清除自由基能力的间接抗氧化成分如矿物质、微量元素等，这类评价方法无法评价其抗氧化活性。因此，本研究所测得的小麦粉的体外抗氧化能力可能低于小麦粉的真实抗氧化能力。

对于小麦粉的体内抗氧化活性，尤其是生物可利用性和体内的代谢变化需要进一步深入研究。Gianotti 研究指出在高氧化应激条件下，全麦面包可以有效提高小鼠肝脏和血浆的抗氧化状态。但也有报道表明膳食中分别添加小麦、大麦、燕麦和玉米四种全谷物对 II 型糖尿病小鼠的尿液氧化还原状态没有显著影响，这可能是因为抗氧化活性物质在体内生物利用率的不同。

截至目前，我国还没有营养小麦的生产。但是，我国已经成功研制出"德润生 CEB 营养米"，已通过美国官方机构的认证。这种大米抗氧化性营养成分的总含量达 28.78%，蛋白质含量、维生素及 14 种氨基酸含量、不饱和脂肪酸含量分别比普通大米高 48%、77.6% 和 66.7%，创造了世界粮食中前所未有的数据纪录。通过研究小麦抗氧化性营养物的分布、形成规律和相关基因组，也有可能研制出营养小麦，相信它的问世，将会对人们的消费及健康产生深远的影响。

3.2.2 小麦粉酚酸组成与其体外抗氧化能力相关性分析

谷物体外抗氧化能力与植物性化学物质含量密切相关。为进一步确定小麦粉总酚、各酚酸含量与体外抗氧化活性之间的关系，本试验对小麦粉中酚类物质清除 DPPH 自由基、·OH、ABTS 自由基能力及氧自由基吸收能力作相关性分析，结果见表 3-10。

表 3-10 小麦粉抗氧化能力与酚酸组成的相关分析

指标	ABTS自由基清除能力	羟自由基清除能力	氧自由基吸收能力	总酚	DPPH自由基清除能力	香草酸	咖啡酸	丁香酸	对香豆酸
羟自由基清除能力	-0.196**								
氧自由基吸收能力测试	0.239**	0.533**							
总酚	0.974**	0.784*	0.88**						
DPPH自由基清除能力	0.909**	-0.26**	0.125	0.967**					
香草酸	-0.473**	0.051	-0.211**	0.551**					
咖啡酸	-0.150	0.073	0.027	0.138	-0.177	0.238**			
丁香酸	-0.121	0.005	-0.020	0.043	-0.052	-0.050	-0.062		
对香豆酸	-0.171	0.014	-0.002	0.183**	-0.049	0.586**	0.076	-0.065	
阿魏酸	0.780**	-0.149	0.072	0.893**	0.739**	-0.242**	-0.054	-0.137	-0.008

注　表中结果表示皮尔森相关系数（r）。* 表示 $P<0.05$；** 表示 $P<0.01$。结果中没有 * 表示在 0.05 水平上不存在显著差异。

3.2.2.1 体外抗氧化能力测定方法的相关性

DPPH 自由基清除能力与 ABTS 自由基清除能力之间呈极显著正相关（$r=0.909$，$P<0.01$）（表 3-10）。蔡文国等研究表明鱼腥草中 ABTS 自由基与 DPPH 清除能力呈显著正相关，相关系数为 0.794，这与本试验所得结果一致。氧自由基吸收能力与 ABTS 自由基清除能力之间存在显著正相关（$P<0.01$），这与科罗拉多硬质小麦中获得的结果相吻合。羟自由基清除能力与氧自由基吸收能力呈极显著正相关（$r=0.533$，$P<0.001$），这可能与其相同的反应机理有关。以上数据表明这些自由基清除能力可以作为评价小麦粉抗氧化能力的指标。

3.2.2.2 总酚含量与体外抗氧化能力的相关性

由表 3-10 可知，总酚含量与 ABTS 自由基、HO·、ORAC 及 RDSC 均存在显著正相关性，且相关系数分别为 0.974、0.784、0.88 及 0.967（$P<0.05$）。表明总酚含量越高，小麦粉清除·OH、氧自由基、ABTS 自由基等自由基的能力越强，说明总酚含量可以作为评价小麦粉抗氧化能力的一个重要

指标。徐元元等指出，清除 DPPH 及 ABTS 自由基的能力与总酚含量呈极显著正相关，其相关系数分别为 0.978、0.967（$P<0.01$）。Wang 研究结果也与本试验结果一致。可可中总酚含量与 ABTS 自由基的清除能力之间的相关系数为 0.981。磨盘柿果实总酚含量与 ABTS 自由基清除能力之间也存在极显著正相关。黑大豆种皮中的总酚含量与其抗氧化能力显著正相关。Hukkanen 认为花楸浆果中总酚含量与抗氧化能力高度相关。同样，芥菜中总酚与抗氧化能力也存在显著的正相关关系。人心果、星苹果和曼密苹果中的多酚含量与羟基、ABTS 自由基和 DPPH 自由基清除能力呈显著正相关，其相关系数分别为 0.937、0.939 及 0.938。上述结论与本研究所得结果一致。

3.2.2.3 单酚酸与体外抗氧化能力的相关性

阿魏酸与 ABTS 自由基及 DPPH 自由基清除能力密切相关，其相关系数分别为 0.780、0.739，且与总酚含量呈极显著正相关（$r=0.893$，$P<0.01$，表 3-10）。除 HO· 清除能力外，香草酸与其他抗氧化指标呈显著负相关（$P<0.05$）。其他 3 种酚类物质（咖啡酸、丁香酸和对香豆酸）与抗氧化能力相关性较低。而香草酸、咖啡酸和对香豆酸之间存在显著正相关（$P<0.01$）关系。以上数据表明，作为小麦粉中的主要酚酸——阿魏酸，其含量越高，小麦粉清除自由基的能力越强。

比较总酚和单酚酸含量对小麦粉体外抗氧化能力的相关性分析结果，可以得出总酚含量与抗氧化能力相关性较高，而单酚含量与抗氧化能力的相关性较低。这是因为各种植物多酚之间存在互作，通过发挥协同效应，从而形成强大广谱的抗氧化能力。

据报道，谷物的抗氧化能力不仅与其中的多酚物质有关，还与其他植物化学活性成分有关，如类胡萝卜素、生育酚、γ-谷维素等。玉米黄素、叶黄素、β-胡萝卜素清除自由基的 EC_{50} 值为 400nmol/L、700nmol/L 和 960nmol/L。α-生育酚清除自由基的 EC_{50} 值为 2940nmol/L。类胡萝卜素是单线态氧的有效淬灭剂，可抑制自由基引发的脂质过氧化，清除巨噬细胞呼吸爆发所释放的活性氧自由基。任丹丹等研究指出菹草中的类胡萝卜素具有明显的抗氧化作用，可以清除·OH，抑制·OH 所致丙二醛的产生。通过注射或口服进入动物体内的类胡萝卜素，可以减少脂质过氧化产物的生成。天然维生素 E 对老龄大鼠具有明显的抗脂质过氧化作用，可使老龄大鼠血液中丙二醛含量降低，超氧化物歧化酶活力增高。另外，类胡萝卜素和维生素 E 在抗氧化方面存在增效作用。δ-生育酚的存在提高了 β-胡萝卜素对甲基亚油酸盐的保护作用，降低了甲基亚油酸盐被 $^1O_2$ 诱导的光氧化。角黄素的存在可能会提高膜内 α-生育酚的含量，使脂质抗氧化作用得到了增强。

3.2.3 品种与环境互作对小麦粉抗氧化能力的影响

品种、生长环境、品种×环境互作对粮食作物抗氧化能力也有影响。有报道指出：生长环境对科罗拉多和加拿大硬质小麦自由基清除能力有显著影响。Moore 指出品种、生长环境、品种×环境互作可以影响麦麸的抗氧化能力。Zhou 报道了生长环境对 Trego 麦麸中的总酚含量及抗氧化特性的影响。这些研究结果表明，品种、生长环境、品种×环境互作在一定程度上都可以影响其自由基清除能力。Yu 报道品种和生长环境可以显著影响科罗拉多地区小麦粉的抗氧化能力，但没有研究品种×环境互作的影响。本试验首次研究品种、生长环境、品种×环境互作对小麦及抗氧化能力的影响，为育种工作者提供有效的数据参考。

3.2.3.1 品种×环境互作对小麦粉体外抗氧化能力的影响

（1）对清除 DPPH 自由基能力的影响

生长环境对 DPPH 自由基清除能力的影响最大（64.67%，$P<0.001$），品种、品种×环境互作的影响次之（表3-8），这与 Mpofu 的研究结果相吻合（50.61%，$P<0.0001$）。品种、品种×环境互作对 DPPH 自由基清除能力的影响相对较小，其所占比例分别为 12.69% 和 22.64%。结合图 3-5，Clarksville 地区的小麦粉清除 DPPH 自由基的能力要显著高于其他 3 个地区（$P<0.05$）。

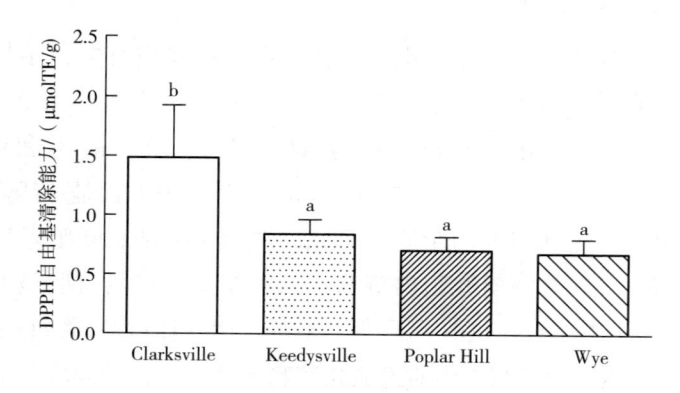

图 3-5　不同地区对小麦粉清除 DPPH 自由基能力的影响

注　柱形图上的不同字母代表在 0.05 水平上差异显著。

Wye 地区小麦粉样品的 DPPH 自由基清除能力最低,且与 Keedysville 和 Poplar Hill 地区的清除能力差异不显著。由图 3-6 看出,品种间清除 DPPH 自由基的能力不存在显著性差异,从而进一步验证了生长环境是影响 DPPH 自由基清除能力的主要因素。

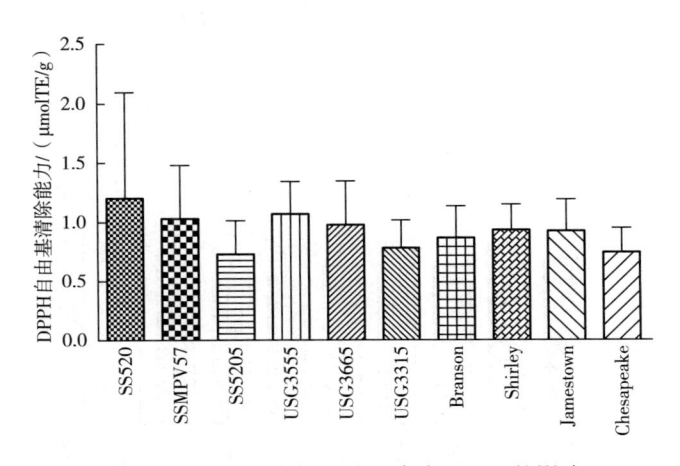

图 3-6 不同小麦粉品种对清除 DPPH 的影响

(2) 对羟自由基清除能力的影响

由表 3-8 看出,生长环境对羟自由基清除能力的影响最大,品种的影响次之,品种×环境互作影响最小,其影响比例依次为 75.78%、17.29%、6.93% ($P<0.001$)。结合图 3-7,Poplar Hill 和 Keedysville 地区小麦样品清除

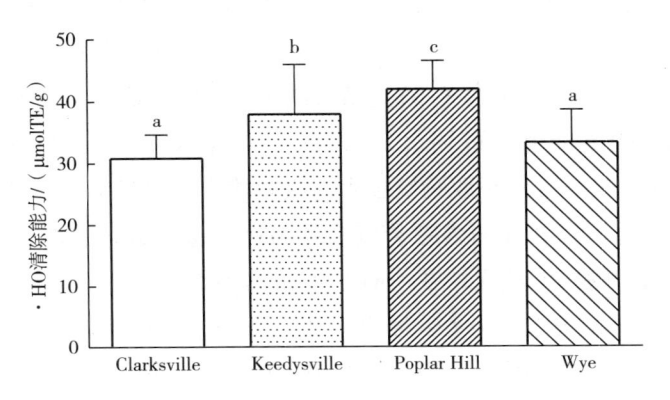

图 3-7 不同地区对小麦粉清除 HO· 能力的影响

注 柱形图上的不同字母代表在 0.05 水平上差异显著。

羟基的能力较高，而 Wye 地区小麦粉清除羟自由基的能力最低，表明生长环境可以影响小麦粉清除羟基的能力。有文献表明，大豆品种对羟自由基清除能力的影响最大（47.9%），这种结果的不同可能是由于物种、品种或样品产地的不同。通过对不同品种清除羟基能力的比较（图 3-8）得出：Jamestown 和 Chesapeake 两个品种的小麦粉 50% 丙酮提取物清除羟自由基的能力最强（$P<0.05$）。

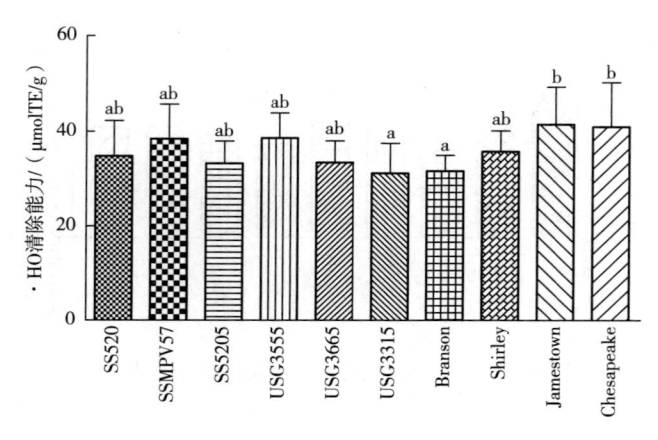

图 3-8　不同品种对小麦粉清除 HO· 能力的影响

注　柱形图上的不同字母代表在 0.05 水平上差异显著。

（3）对氧自由基吸收能力的影响

对氧自由基吸收能力影响最大的是生长环境，其所占影响比例为 68.33%（$P<0.001$）。品种、品种×环境互作对氧自由基吸收能力测试的影响相近，分别为 18.52% 和 13.15%（表 3-8）。结合图 3-9，Wye 地区小麦粉 50% 丙酮提取物清除氧自由基的能力最弱（$P<0.05$），Clarksville、Keedysville 和 Poplar Hill 地区小麦粉 50% 丙酮提取物氧自由基吸收能力相对较强，且这 3 个地区氧自由基吸收能力不存在显著性差异（$P>0.05$）。这些数据表明生长环境对氧自由基吸收能力的影响较大。在所有小麦粉品种中，SSMPV57 清除氧自由基的能力最强（图 3-10）。有文献报道：硬质小麦中，环境对氧自由基吸收能力影响最大，所占比例为 51.75%（$P<0.01$）。大豆样品中，羟自由基清除能力同样主要受环境的影响（55.8%，$P<0.05$），这与本试验所得结论相一致。

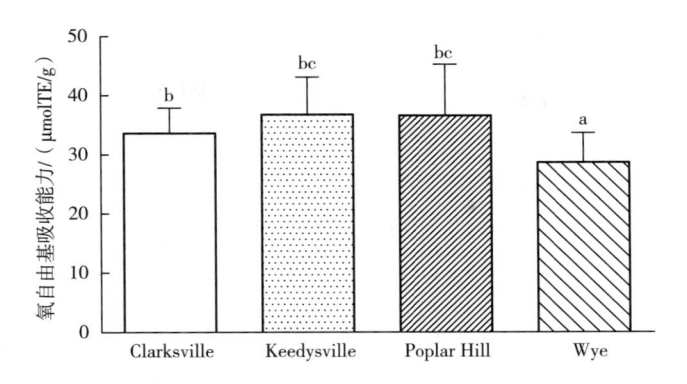

图 3-9　不同地区对小麦粉清除氧自由基能力的影响

注　柱形图上的不同字母代表在 0.05 水平上差异显著。

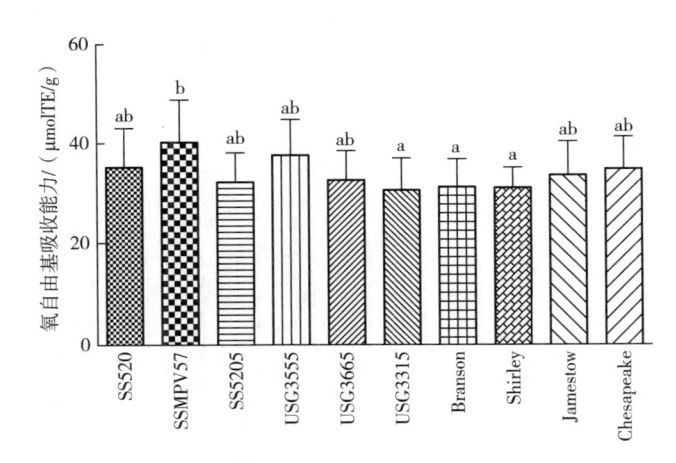

图 3-10　不同小麦粉品种对清除氧自由基能力的影响

注　柱形图上的不同字母代表在 0.05 水平上差异显著。

（4）对 ABTS 自由基清除能力的影响

小麦粉 50%丙酮提取物清除 ABTS 自由基能力主要受生长环境的影响，其所占比例为 91.05%（$P<0.001$）。品种、品种×环境互作对小麦粉的 ABTS 自由基清除能力的影响较小，分别为 6.48% 和 2.47%（表 3-8）。由图 3-11 看出：Clarksville 地区小麦粉 50%丙酮提取物的 ABTS 自由基清除能力最强，其次为 Keedysville 和 Poplar Hill，Wye 地区小麦粉 50%丙酮提取物 ABTS 自由基清除能力相对较低。品种间清除 ABTS 自由基能力差异不显著（$P>0.05$）（图 3-12）。Moore 认为，硬质小麦麸皮清除 ABTS 自由基能力主要受环境的影响（60.07%，$P<0.001$），与本试验结果一致。

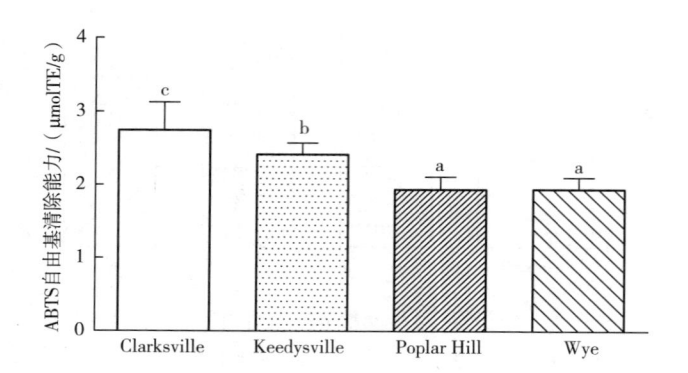

图 3-11　不同地区对小麦粉清除 ABTS·+ 能力的影响

注　柱形图上的不同字母代表在 0.05 水平上差异显著。

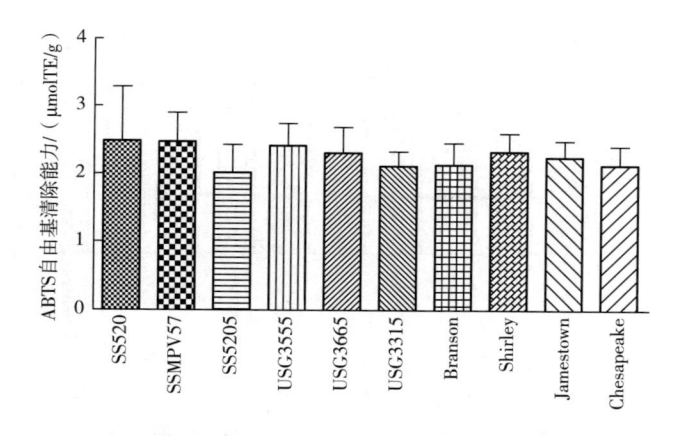

图 3-12　不同品种对小麦粉清除 ABTS·+ 能力的影响

注　柱形图上的不同字母代表在 0.05 水平上差异显著。

以上实验结果表明：生长环境对小麦粉的抗氧化能力影响较大。Wye 地区小麦粉样品的抗氧化能力最低，而 Clarksville 和 Keedysville 地区小麦粉具有相对较高的抗氧化能力。因此，就马里兰农业规划而言，应重点种植在 Clarksville 和 Keedysville 地区，这两个地区可以作为高抗氧化能力的小麦育种基地。在育种过程中，通过基因优化和选择合适的生长环境，可以提高小麦的抗氧化能力。同时，有必要进一步研究具体的生长环境对小麦粉营养成分及抗氧化能力的影响程度和机理。

3.2.3.2 环境与小麦粉化学组成及抗氧化能力的相关性分析

生长环境是影响小麦粉化学组成及抗氧化能力的主要因素，因此，有必要研究生态环境对小麦粉品质及抗氧化能力的影响。环境对小麦品质性状的影响效应，主要取决于气象条件（降雨、光照和温度条件）和土壤因子（土壤类型、质地、肥力）。刘爱峰等认为气候对小麦品质的影响大于土壤条件的影响。并且，由于本研究所选试点的土壤理化性质同属中等肥力水平，试点与试点间土壤土质、肥力差异不大，因此本研究只对气候因子与小麦品质指标及抗氧化能力之间的关系进行探讨。

白家惠等认为：温度和水分是影响小麦品质的主要气候因子，尤其是小麦抽穗至成熟期间的温度和水分变化更为重要。小麦的生育后期即抽穗到成熟，包括抽穗、开花、受粉、籽粒形成与灌浆等生育过程，是形成产量和主攻品质的关键时期。水分能够影响小麦籽粒储藏物质组成成分的含量，改变各组成成分的比例，是影响小麦品质的重要因素之一。同时，有研究表明，与小麦生长发育期间的总降水量相比，小麦生育后期的降水量及其分布对其品质的影响更为重要。同时，温度在各种气候因子中也占有非常重要的地位。王博认为影响小麦品质的气候因子主要有日平均最高温度、日平均最低温度、总降水量等气候因子。因此，结合上述文献得出的结论，本试验重点考察小麦从抽穗到成熟生育后期的降水量、日最低温度、日最高温度以及日平均气温等主要气候因子对小麦粉营养成分及抗氧化能力的影响，其结果见表 3-11。

表 3-11 小麦粉抗氧化能力、化学组成与气候的相关性分析

指标	降水量	平均最低气温	平均最高气温	整体平均气温
DPPH 自由基清除能力	-0.005	0.168	0.617**	0.490**
ABTS 自由基清除能力	0.097	0.422**	0.674**	0.705**
羟自由基清除能力	-0.282**	-0.294**	-0.099	-0.269**
氧自由基吸收能力	-0.269**	-0.053	0.274**	0.126
叶黄素	0.222*	0.371**	-0.173	0.160
玉米黄素	0.179	0.306**	-0.182**	0.109
总类胡萝卜素	0.214**	0.359**	-0.175	0.150
α-生育酚	-0.005	0.050	0.001	0.036

续表

指标	降水量	平均最低气温	平均最高气温	整体平均气温
δ-生育酚	0.155	0.168	-0.180**	0.012
总生育酚	0.062	0.113	-0.076	0.035
总酚含量	-0.184	0.321**	0.782**	0.698**
总香草酸	-0.075	-0.411**	-0.476**	-0.578**
总咖啡酸	-0.025	-0.107	-0.245*	-0.223*
总丁香酸	0.175	0.396**	0.146	0.370**
总对香豆酸	-0.188	-0.468**	-0.077	-0.379**
总阿魏酸	0.167	0.517**	0.492**	0.664**

注 表中结果以皮尔森相关系数表示（r）。* 表示 $P<0.05$；** 表示 $P<0.01$。

(1) 气候因子与小麦粉抗氧化能力的关系

由表3-11可以看出，降水量与小麦粉50%丙酮提取物羟自由基清除能力和氧自由基吸收能力呈显著负相关（$P<0.01$）。影响小麦粉50%丙酮提取物清除DPPH自由基能力的主要气候因子是平均最高气温及整体平均气温，并且呈显著正相关（$P<0.01$）。ABTS自由基清除能力与整体平均气温（$r=0.705$，$P<0.01$）、平均最高气温（$r=0.674$，$P<0.01$）及平均最低气温呈显著正相关（$r=0.422$，$P<0.01$）。羟自由基清除能力与降水量、平均最低气温及整体平均气温呈显著负相关（$P<0.01$）。氧自由基清除率与平均最高气温呈显著正相关（$r=0.274$，$P<0.01$）。以上数据说明，小麦粉50%丙酮提取物抗氧化性与最高气温、平均气温呈正相关，与降雨量呈负相关。这种结果可以从多酚是植物的次级代谢产物来理解。次级代谢产物一般是为适应环境变化而改变其生成量的，降雨量高，小麦长势强，主要代谢速度增高量高于次级代谢增高量，因此多酚含量相对低；最高气温和平均气温高，有可能增加了小麦的整体长势，同时增加了多酚合成总量及阿魏酸的含量，因此抗氧化性提高。

(2) 气候因子与小麦粉营养成分的关系

由表3-11可以看出，降水量、平均最低气温与叶黄素、总类胡萝卜素的含量呈显著正相关（$P<0.05$）。有研究表明，降水量与小麦品质呈负相关关

系。马冬云等指出：降水量和小麦蛋白质含量、稳定时间、出粉率等加工品质均呈负相关。造成结果不同的原因可能是由于不同的试验原料，也可能是不同年份不同降水量。但 Whent 指出，大豆中的叶黄素与平均最低气温呈显著负相关（$r=-0.222$，$P<0.01$），与降水量呈显著正相关（$r=0.312$，$P<0.01$）。其他文献则没有关于温度与小麦粉中叶黄素含量之间关系的报道。

相比之下，平均最高气温与玉米黄素和 $\delta-$生育酚含量之间存在较低的负相关（$P<0.01$）。这些数据表明随着气温升高，玉米黄素和 $\delta-$生育酚含量将会降低。$\alpha-$生育酚与所测环境与品种之间不存在显著相关性（$P>0.05$）。整体平均气温与总酚、总丁香酸、总阿魏酸含量呈极显著正相关（$P<0.01$）。金善宝研究表明从抽穗到成熟期间的日平均气温与籽粒蛋白质、赖氨酸及面筋含量呈正相关（$P<0.05$），表明日平均气温不仅影响小麦的营养品质，同时也影响小麦的加工品质。

温度和降水量对不同酚酸的影响程度不同（表 3-11）。香草酸、对香豆酸含量与最低气温和平均气温呈显著负相关（$P<0.01$）。咖啡酸含量与最高气温和平均气温也存在显著负相关（$P<0.01$）。而丁香酸和阿魏酸含量与最低气温及平均气温呈显著正相关（$P<0.01$）。以上数据表明：本试验条件下，温度及降水量等气候因子影响着小麦粉的化学组成及抗氧化能力，并且温度的影响大于降水量的影响。

降水量和温度对于农作物的生存、生长来说是两个非常重要的影响因素。水是小麦制造有机物质的原料，又是植株体内物质代谢的最好介质，对小麦正常生长发育、产量和品质形成都具有极其重要的意义。林作楫研究表明，年降水量特别是小麦生长后期降水量对小麦的加工品质影响较大。降水量较少的地区适宜种植强筋硬质麦，反之则适宜种植弱筋软质麦。温度也是一个非常重要的生态因子，它不仅影响小麦的生长发育，而且也影响光合及呼吸作用等重要生理过程，同时也影响着小麦的品质。许多试验表明，气温对小麦品质的影响作用比土壤温度的影响大。不同时期和不同温度范围对小麦品质影响的程度和性质不同。尤其在小麦开花至成熟期间，温度条件对小麦产量和小麦品质有重要影响，此阶段是小麦品质形成的关键时期，也是温度对小麦品质影响的最重要阶段。由于小麦的开花期是其最敏感的生长阶段，此阶段气温升高，会造成小麦开花和收获日期提前，伴随着降雨期也会相应缩短。随着小麦生长速度加快，水分消耗增加，这种趋势可能会造成作物水分亏缺和减产。

除温度和降水量等气候条件外，土壤质地、类型和肥力水平等生态环境因子对小麦的品质影响也较大。偏黏、含氮量多的土壤较适宜种强筋麦，而土质偏砂，保肥力较差，土壤含氮量较低的适于种植弱筋麦。然而，由于本研究所选试点间土壤土质、肥力差异不大，因此本文未对土壤与小麦营养品质及抗氧化能力的关系进行探讨。

3.2.4 小麦粉提取物对结肠癌细胞增殖有抑制作用

目前，结肠癌为世界上第三大癌症，是常见的恶性肿瘤之一，其发病率居恶性肿瘤的第4~6位，发病率在发达国家越来越高，高达0.03%~0.05%。随着饮食结构和生活习惯等因素的改变，我国结肠癌的发病率和死亡率亦呈逐年上升的趋势。有报道指出：美国和欧洲发生直肠癌的概率要远远高于亚洲地区，为了解释这一现象，许多研究者认为日常饮食习惯在一定程度上影响着这种疾病的发生。例如腌渍食品、红肉类（牛肉、羊肉、猪肉）的消费、高脂摄入可能与结直肠癌的发生有关。

越来越多的证据表明，摄入全麦食品可以有效降低冠心病和一些癌症的发生，这归功于小麦中不易消化的碳水化合物和植物营养素。因抗氧化物质存在形式不同、吸收利用率不同和体内代谢的差异，其在体内发挥功效的部位就不同。谷物中的多酚类物质大部分以结合态形式存在，很可能通过胃肠道到达结肠，在结肠中通过微生物作用而游离出来并被部分吸收，从而表现出它们的抗氧化活性。这在一定程度上解释了流行病学研究中发现的摄入全谷食品有助于防止结肠癌的现象。研究表明，麦麸中的植酸含量可以影响结肠癌细胞分化及凋亡。小麦胚芽提取物可以降低人体直肠上皮细胞增殖。Whent报道某些全麦粉具有抑制HT-29细胞增殖的作用，但对Caco-2细胞是否具有抑制作用没有进行相关研究。

由于Caco-2和HT-29细胞来源于人体结肠腺癌细胞，同源性好且生命力强，很容易在体外培养并保持稳定，成为近年来的研究热点。从20世纪80年代起，国外已开始应用人结肠癌细胞Caco-2和HT-29体外培养模型进行药物的吸收研究。另外，据有关文献报道：由于粗提物中各化学成分的协同作用，粗提物比单一的化学成分抑制癌细胞增殖的能力强。基于以上原因，本试验选取Caco-2和HT-29结肠癌细胞，以日常消费的小麦粉粗提物为试材，研究小麦粉对结肠癌细胞增殖的抑制作用。由于试验条件的限制，本试验根据小麦粉样品抗氧化能力的不同，选取来自 Clarksville 和 Keedysville 两个地区的 4 个小麦品种 SSMPV57、USG3555（抗氧化能力相对较高）、USG3315（抗氧化能力较低）和 Jamestown（抗氧化能力居中）共 8 个样品，研究上述小麦粉粗提物对结肠癌细胞 HT-29 和 Caco-2 增殖是否具有抑制作用。

3.2.4.1 小麦粉提取物对 HT-29 细胞增殖的影响

本试验研究了 8 种小麦粉粗提物对 HT-29 细胞的影响，其结果见图 3-13。结果表明，与不含有小麦粉提取液的空白对照相比，当样品浓度为 50mg FE/mL 时，48h 后，SSMPV57（CV）、USG3555（KV）和 Jamestown（KV）3 种小麦粉可以显著降低 HT-29 细胞的生长速度，表明其具有较强的抑制 HT-29 细胞增殖的作用。同时，其抑制作用随样品浓度的增加而增强，抑制作用呈量效关系。在这 3 种小麦粉中，USG3555（KV）对 HT-29 细胞增殖的抑制作用最为显著。具体表现为：48h 后，HT-29 细胞的生长速度降低了 53.09%，而 SSMPV57（CV）和 Jamestown（KV）分别降低了 39.58% 和 33.11%。同等浓度下的其他样品在 48h 后对 HT-29 细胞无明显的抑制作用。Whent 研究认为，在所试的 5 个小麦品种中（Blanca Grande、Alpowa、Louise、WestBred 936、Macon），当提取物浓度为 20mg/mL 和 50mg/mL 时，WestBred 936 小麦提取物也显示了较强的抑制 HT-29 癌细胞增殖的能力，而其他小麦样品抑制细胞增殖的能力比较微弱；当提取物浓度为 100mg/mL 时，均有很强的抑制 HT-29 细胞增殖的能力，并具有良好的剂量依赖性。结合本试验研究结果，表明小麦及小麦粉具有一定的抑制 HT-29 细胞增殖的能力，但由于其品种与浓度的不同，其抑制 HT-29 细胞增殖的能力也不同。

3.2.4.2 小麦粉提取物对 Caco-2 细胞增殖的影响

小麦粉提取物对 Caco-2 细胞生长的抑制作用见图 3-14。在所测的 8 个小麦粉样品中，当样品浓度为 50mg/mL 时，Caco-2 细胞生长 72h 后，只有 Jamestown（KV）小麦粉对 Caco-2 细胞的生长具有显著的抑制作用，Caco-2 细胞的生长速率降低了 27.08%。而当样品浓度为 10mg FE/mL 时，小麦粉提取物抑制 Caco-2 细胞增殖的能力不明显。结合小麦粉粗提物对 HT-29 细胞增殖的抑制结果得出，这两种受试人体结肠癌细胞对小麦粉粗提物的敏感性不一样。

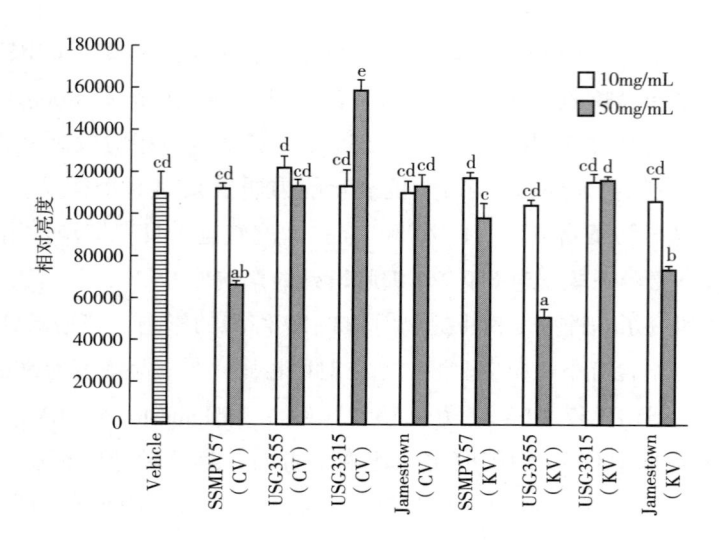

图 3-13 小麦粉对 HT-29 细胞生长的抑制作用

注 不同字母代表在 0.05 显著性水平上差异显著。

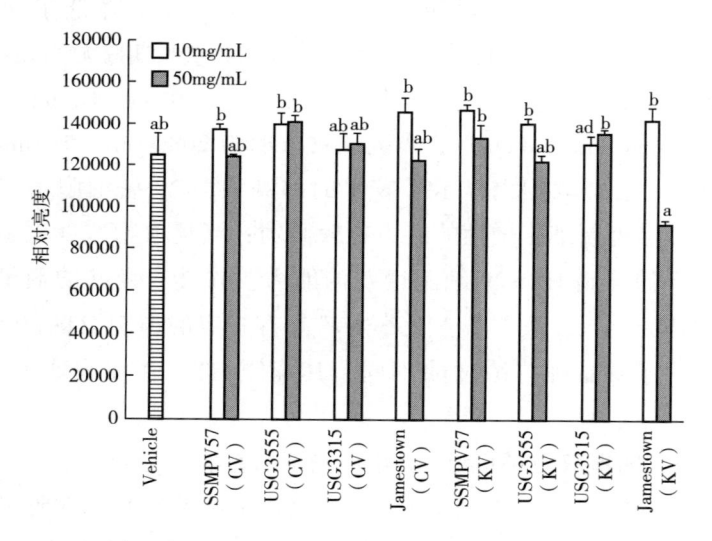

图 3-14 小麦粉对 Caco-2 细胞生长的抑制作用

注 CV—Clarksville KV—Keedysville 生长地区。
a、b—不同字母代表在 0.05 显著性水平上差异显著。

本试验采用 ATP 发光检测试剂盒来研究小麦粉对结肠癌细胞 HT-29 和 Caco-2 增殖的抑制作用，ATP 法是一种稳定而敏感的检测方法，而许多试验采用 MTT 法。钱晓蕾等通过比较这两种方法抑制卵巢恶性肿瘤药物的敏感性试验得出，ATP 法具有以下优势：①MTT 有显色干扰、结晶溶解度差等缺点，无法精确定量。而 ATP 法可抑制非肿瘤细胞的生长，避免干扰因素，因此可以更好地反映化疗药物对肿瘤细胞的作用；②ATP 法具有对肿瘤细胞需求量少的优点，这使 ATP 法比 MTT 法有更宽的临床应用范围。因此，ATP 法在准确度、抑制率、敏感性及变异度上均优于 MTT 法。

由于本研究所用的材料是小麦粉 50%丙酮的提取物，其中主要成分是酚类物质，有可能由于酚类物质的存在形式并不利于细胞吸收，所以在细胞内不能完全发挥其功能。然而，这些提取物经大肠细菌的作用后，是否可以进一步提高其抑制细胞增殖的能力，需要进一步进行体内实验研究。此外，由于部分结合态酚类物质没有被完全提取出来，其抑制细胞增殖的能力可能被部分减小了。因此，关于小麦粉提取物在抑制癌细胞增殖方面的能力有待于进一步深入研究。

关于其他食品抗癌方面的研究，美国国家肿瘤研究所膳食与癌病科研究认为用于膳食的生物活性化合物具有抗癌功能，如大蒜、卷心菜、生姜、大豆和伞形花科植物以及小麦、稻谷、燕麦和大麦等。还有研究表明，苦荞麦中的黄酮类物质槲皮素及蛋白也有抗癌细胞增殖的作用，金荞麦提取物有抑制 HepG2 癌细胞增殖的作用。玉米中的谷胱甘肽能抑制致癌物质在体内形成，有预防癌症的特殊功能。紫色玉米中花青素的含量是普通玉米的 10 倍，其通过抗氧化作用减缓癌细胞的成长，表现出高抗癌能力。陈坤认为降低肉类摄入量，限制煎、炸、熏、烤和腌制类食品，增加新鲜果蔬和谷物的品种和摄入量，多食粗纤维食品有利于结直肠癌的预防。虽然小麦中具有抗癌功能的生物活性物质比大蒜等食品中的少，但我们食用小麦的量要比其他食品多，因而从小麦中摄取具有生理作用的生物活性成分亦较多。因此，当人们大量摄取小麦等谷物食品时，不仅可以摄取新陈代谢所必需的营养素，而且有可能降低癌症发生的概率。因此，食用小麦等谷物食品是减少癌症发生的一种简单易行而且行之有效的手段。

3.2.4.3 相关性分析

为了进一步了解细胞增殖作用与小麦粉中阿魏酸含量和抗氧化能力之间的关系，本试验首次对 HT-29、Caco-2 细胞增殖与阿魏酸含量和各抗氧化指标的相关性进行分析，其结果见表 3-12。由表 3-12 可以看出，羟自由基清除能力、总酚含量、氧自由基吸收能力、DPPH 自由基清除能力与 HT-29 增殖作用呈显著负相关（$P<0.05$），表明当小麦粉中总酚含量和清除自由基的能力越高时，HT-29 细胞增殖能力就越低。抗氧化物质能阻止自由基的形成，并能捕捉已形成的自由基，或激活已失活的酶，从而减少患癌症的危险性。

表 3-12　细胞增殖作用与小麦粉中植物营养素和抗氧化能力的相关性分析

项目	HT-29	Caco-2
阿魏酸	-0.437	0.441
总酚含量	-0.599*	-0.209
ABTS 自由基清除能力	-0.524	-0.006
DPPH 自由基清除能力	-0.604*	-0.095
羟自由基清除能力	-0.755*	-0.751**
氧自由基吸收能力测试	-0.618*	-0.191
HT-29		0.433

注　表中结果表示皮尔森相关系数（r）。*表示 $P<0.05$；**表示 $P<0.01$。HT-29 和 Caco-2 表示当样品浓度为 50mg FE/mL，HT-29 和 Caco-2 细胞生长 48h 后的相对亮度。

在这 4 个小麦品种中，USG 3315 清除羟基、DPPH 自由基、氧自由基等抗氧化能力最低，对 HT-29 和 Caco-2 细胞增殖能力的抑制作用最弱。对于 USG3555 和 Jamstown 面粉粗提物，Keedysville 地区的小麦粉样品清除羟基和氧自由基的能力比 Clarksville 地区的高，因此，USG3555（KV）和 Jamstown（KV）具有较强的抑制 HT-29 细胞增殖的能力，这些试验结果与本章所得结果相吻合。

由表 3-12 可以看出，Caco-2 细胞增殖作用与羟自由基清除能力均呈显著负相关（$P<0.05$），表明羟自由基清除能力越高，Caco-2 细胞增殖能力越低。结合图 3-8，在所试的 8 种面粉粗提物中，Jamstown（KV）清除羟基的能力最强，因而其抑制 Caco-2 细胞增殖的能力最强，与本章试验结果相符。

另外，本试验中，阿魏酸与癌细胞增殖能力之间无显著相关性（$P>0.05$）。杨艳霞和赵浩茹认为阿魏酸和阿魏酸磷脂复合物对 HT-29 细胞没有显著的抑制作用，这与本试验研究结果相吻合。然而，也有研究表明，阿魏酸和对香豆酸具有抑制 HT-29 和 Caco-2 细胞增殖的生物活性。Whent 研究认为，当小麦提取物浓度为 20mg/mL 时，HT-29 癌细胞抑制率与可溶性阿魏酸呈显著正相关（$r=0.614$，$P<0.05$）；当小麦提取物浓度为50mg/mL时，HT-29细胞的抑制率与可溶性对香豆酸呈显著正相关（$r=0.608$，$P<0.05$），与α-生育酚含量呈极显著正相关（$r=0.954$，$P<0.01$），这与本试验研究结果有所不同，因此，关于阿魏酸抑制癌细胞增殖能力有待于进一步深入研究。

粮油中大部分维生素如维生素A、维生素E、维生素C等均具有防癌作用，它们也可以相辅相成的作为癌抑制剂。不同的类胡萝卜素抑制肿瘤细胞增殖的活性不同。同时，类胡萝卜素都具有淬灭单线态氧和缝隙连接信息诱导的作用，不同的类胡萝卜素成分，其淬灭单线态氧和缝隙连接信息诱导的效果不同。研究表明，类胡萝卜素中的β-胡萝卜素和番茄红素能够在细胞水平上抑制神经角质瘤细胞、白血病细胞（HL-60）的增殖作用，而且类胡萝卜素通过缝隙连接可诱导细胞间的信息传递，可抑制变性细胞的增殖。因此，小麦粉中的维生素E和类胡萝卜素等物质一定程度上也可能具有抑制癌细胞增殖的作用。

综上，小麦粉50%丙酮提取液均具有较强的抗氧化能力。其DPPH自由基清除能力为0.72~1.07μmol TE/g，氧自由基吸收能力为29.90~40.20μmol TE/g，羟自由基清除能力为31.22~41.55μmol TE/g，ABTS自由基清除能力为2.01~2.48μmol TE/g。

总酚含量与清除ABTS自由基、·HO、DPPH自由基能力及氧自由基吸收能力等均存在显著正相关，且相关系数分别为0.974、0.784、0.967及0.88（$P<0.05$）。阿魏酸与ABTS自由基及DPPH自由基清除能力呈极显著正相关（$P<0.01$），香草酸与大部分抗氧化指标呈显著负相关（$P<0.05$），咖啡酸、丁香酸和对香豆酸与抗氧化能力相关性较低。表明小麦粉的抗氧化能力不是由某一单酚酸的含量决定的，而是各酚酸之间通过互作发挥协同效应，从而形成强大广谱的抗氧化能力。ABTS自由基清除能力与DPPH自由基清除能力、氧自由基吸收能力呈极显著正相关（$P<0.01$）。小麦粉Jamestown（KV）对HT-29和Caco-2细胞增殖具有明显的抑制作用，SSMPV57（CV）和USG3555（KV）具有较强的抑制HT-29细胞增殖的作用。

另外，品种、生长环境、品种×环境互作对小麦粉的营养成分及抗氧化能力的影响显著，但这三者对各指标的影响程度不同。生长环境是影响小麦粉类胡萝卜素含量及自由基清除能力的主要因素，品种×环境互作是影响生育酚及酚酸含量的主要因素。品种对小麦粉营养成分及抗氧化能力的单独影响作用最小。同时，降水量和温度等环境因素与小麦粉生物活性成分及其抗氧化能力密切相关。因此，对于小麦育种工作者来说，通过选择合适的生长环境和小麦品种来提高小麦粉中的特定营养成分和抗氧化能力将成为一种可能。

参考文献

[1] Atienza S G, Ballesteros J, Martín A, et al. Genetic variability of carotenoid concentration and degree of esterification among tritordeum (× Tritordeum Ascherson et Graebner) and durum wheat accessions [J]. Journal of agricultural and food chemistry, 2007, 55 (10): 4244-4251.

[2] Beta T, Nam S, Dexter J E, et al. Phenolic content and antioxidant activity of pearled wheat and roller-milled fractions [J]. Cereal chemistry, 2005, 82 (4): 390-393.

[3] Cheng Z, Moore J, Yu L. High-throughput relative DPPH radical scavenging capacity assay [J]. Journal of agricultural and food chemistry, 2006, 54 (20): 7429-7436.

[4] Flight I, Clifton P. Cereal grains and legumes in the prevention of coronary heart disease and stroke: a review of the literature [J]. European journal of clinical nutrition, 2006, 60 (10): 1145-1159.

[5] Fraser P D, Bramley P M. The biosynthesis and nutritional uses of carotenoids [J]. Progress in lipid research, 2004, 43 (3): 228-265.

[6] Halliwell B. How to characterize a biological antioxidant [J]. Free radical research communications, 1990, 9 (1): 1.

[7] Jenab M, Thompson L U. Phytic acid in wheat bran affects colon morphology, cell differentiation and apoptosis [J]. Carcinogenesis, 2000, 21 (8): 1547-1552.

[8] Kamal-Eldin A, Appelqvist L Å. The chemistry and antioxidant properties of tocopherols and tocotrienols [J]. Lipids, 1996, 31 (7): 671-701.

[9] Kim K H, Tsao R, Yang R, et al. Phenolic acid profiles and antioxidant activities of wheat bran extracts and the effect of hydrolysis conditions [J]. Food chemistry, 2006, 95 (3): 466-473.

[10] Kiss R, Camby I, Duckworth C, et al. In vitro influence of Phaseolus vulgaris, Griffonia simplicifolia, concanavalin A, wheat germ, and peanut agglutinins on HCT-15, LoVo, and SW837 human colorectal cancer cell growth [J]. Gut, 1997, 40 (2): 253-261.

[11] Li L, Shewry P R, Ward J L. Phenolic acids in wheat varieties in the healthgrain diversity screen [J]. Journal of agricultural and food chemistry, 2008, 56 (21): 9732-9739.

[12] Liu R H. Whole grain phytochemicals and health [J]. Journal of cereal science, 2007, 46

(3): 207-219.

[13] Messina M, Barnes S. The role of soy products in reducing risk of cancer [J]. J. Natl. Cancer Inst, 1991, 83 (8): 541-546.

[14] Moore J, Hao Z, Zhou K, et al. Carotenoid, tocopherol, phenolic acid, and antioxidant properties of Maryland-grown soft wheat [J]. Journal of agricultural and food chemistry, 2005, 53 (17): 6649-6657.

[15] Moore J, Liu J G, Zhou K, et al. Effects of genotype and environment on the antioxidant properties of hard winter wheat bran [J]. Journal of agricultural and food chemistry, 2006, 54 (15): 5313-5322.

[16] Mpofu A, Sapirstein H D, Beta T. Genotype and environmental variation in phenolic content, phenolic acid composition, and antioxidant activity of hard spring wheat [J]. Journal of agricultural and food chemistry, 2006, 54 (4): 1265-1270.

[17] Okarter N, Liu C S, Sorrells M E, et al. Phytochemical content and antioxidant activity of six diverse varieties of whole wheat [J]. Food chemistry, 2010, 119 (1): 249-257.

[18] Onyeneho S N, Hettiarachchy N S. Antioxidant activity of durum wheat bran [J]. Journal of agricultural and food chemistry, 1992, 40 (9): 1496-1500.

[19] Pisani P, Parkin D, Ferlay J. Estimates of the worldwide mortality from eighteen major cancers in 1985. Implications for prevention and projections of future burden [J]. International journal of cancer, 1993, 55 (6): 891-903.

[20] Panfili G, Fratianni A, Irano M. Normal phase high-performance liquid chromatography method for the determination of tocopherols and tocotrienols in cereals [J]. Journal of agricultural and food chemistry, 2003, 51 (14): 3940-3944.

[21] Piironen V, Syvaoja E, Varo P, et al. Tocopherols and tocotrienols in cereal products from Finland [J]. Cereal chem, 1986, 63 (2): 78-81.

[22] Ronald L, Wu X, Schaich K. Standardized methods for the determination of antioxidant capacity and phenolics in foods and dietary supplements [J]. Journal of agricultural and food chemistry, 2005, 53 (10): 4290-4302.

[23] Sánchez-Moreno C, Jiménez-Escrig A, Saura-Calixto F. Study of low-density lipoprotein oxidizability indexes to measure the antioxidant activity of dietary polyphenols [J]. Nutrition research, 2000, 20 (7): 941-953.

[24] Slavin M, Kenworthy W, Yu L. Antioxidant properties, phytochemical composition, and antiproliferative activity of Maryland-grown soybeans with colored seed coats [J]. Journal of agricultural and food chemistry, 2009, 57 (23): 11174-11185.

[25] Slavin J, Marquart L, Jacobs Jr D. Consumption of whole-grain foods and decreased risk of

cancer: proposed mechanisms [J]. Cereal foods world, 2000, 45 (2): 54-58.

[26] Temple N J. Antioxidants and disease: more questions than answers [J]. Nutrition research, 2000, 20 (3): 449-459.

[27] Wang B N, Liu H F, Zheng J B, et al. Distribution of phenolic acids in different tissues of jujube and their antioxidant activity [J]. Journal of agricultural and food chemistry, 2011, 59 (4): 1288.

[28] Wennermark B, Ahlmen H, Jaegerstad M. Improved vitamin E retention by using freshly milled whole-meal wheat flour during drum-drying [J]. Journal of agricultural and food chemistry, 1994, 42 (6): 1348-1351.

[29] Whent M, Hao J, Slavin M, et al. Effect of genotype, environment, and their interaction on chemical composition and antioxidant properties of low-linolenic soybeans grown in Maryland [J]. Journal of agricultural and food chemistry, 2009, 57 (21): 10163-10174.

[30] Whent M, Huang H, Lutterodt H, et al. Phytochemical composition, anti-inflammatory, and antiproliferative activity of whole wheat flour [J]. Journal of agricultural and food chemistry, 2012, 60 (9): 2129.

[31] Willcox J K, Sarah L, George L C. Antioxidants and prevention of chronic disease [J]. Critical reviews in food science and nutrition, 2004, 44 (4): 275-295.

[32] Yu L, Haley S, Perret J, et al. Antioxidant properties of hard winter wheat extracts [J]. Food chemistry, 2002, 78 (4): 457-461.

[33] Yu L, Haley S, Perret J, et al. Comparison of wheat flours grown at different locations for their antioxidant properties [J]. Food chemistry, 2004, 86 (1): 11-16.

[34] Yu L, Haley S, Perret J, et al. Free radical scavenging properties of wheat extracts [J]. Journal of agricultural and food chemistry, 2002, 50 (6): 1619-1624.

[35] Zandomeneghi M, Festa C, Carbonaro L, et al. Front-surface absorbance spectra of wheat flour: determination of carotenoids [J]. Journal of agricultural and food chemistry, 2000, 48 (6): 2216-2221.

[36] Zechmeister L, Cholnoky L. Carotenoids of Hungarian wheat flour [J]. Journal of biological chemistry, 1940, 135 (1): 31-36.

[37] Zhou K, Laux J J, Liangli Yu. Comparison of Swiss red wheat grain and fractions for their antioxidant properties [J]. Journal of agricultural and food chemistry, 2004, 52 (5): 1118-1123.

[38] Zhou K, Su L, Yu L. Phytochemicals and antioxidant properties in wheat bran [J]. Journal of agricultural and food chemistry, 2004, 52 (20): 6108-6114.

[39] Zhou K, W Parry J. Inhibitory effects of wheat bran extracts on human LDL oxidation and

free radicals [J]. LWT-food science and technology, 2005, 38 (5): 463-470.

[40] Zhou K, Yin J J, Liangli Yu. Phenolic acid, tocopherol and carotenoid compositions, and antioxidant functions of hard red winter wheat bran [J]. Journal of agricultural and food chemistry, 2005, 53 (10): 3916-3922.

[41] Zhou K, Yu L. Antioxidant properties of bran extracts from Trego wheat grown at different locations [J]. Journal of agricultural and food chemistry, 2004, 52 (5): 1112-1117.

[42] Zhou K, Yu L. Effects of extraction solvent on wheat bran antioxidant activity estimation [J]. LWT-Food Science and Technology, 2004, 37 (7): 717-721.

[43] Zhou Z, Robards K, Helliwell S, et al. The distribution of phenolic acids in rice [J]. Food chemistry, 2004, 87 (3): 401-406.

[44] Zoran D L, Turner N D, Taddeo S S, et al. Wheat bran diet reduces tumor incidence in a rat model of colon cancer independent of effects on distal luminal butyrate concentrations [J]. The Journal of nutrition, 1997, 127 (11): 2217-2225.

第4章 燕麦麸皮超微粉对小鼠肥胖干预作用的评价

4.1 肥胖

1972年美国营养学家安塞尔·凯斯（AncelKeys）命名的体重指数（body mass index，BMI）被用作衡量肥胖的指标。BMI的定义是以千克为单位的体重除以米为单位身高的平方，即BMI=体重（kg）/身高（m）^{2}。世界卫生组织（WHO）将成人超重标准定义BMI为25.0~29.9kg/m^2，肥胖定义BMI为30.0kg/m^{2}或更高；而中国肥胖工作组织建议中国人超重的BMI临界值为24.0kg/m^2，肥胖的BMI临界值为28.0kg/m^2。

世界范围内的肥胖流行率及与肥胖相关疾病的负担正在增加。根据WHO组织统计全球有13亿人超重或肥胖，并且趋势呈低龄化，肥胖也已成为中国一个重大的公共卫生问题。超重和肥胖症已经在过去的40年里迅速增加，在最新的统计中发现，在6岁以下的儿童中有6.8%是超重类型，3.6%是肥胖症；6~17岁的儿童和青少年中有11.1%超重和7.9%肥胖；而成年人（≥18岁）中有34.3%是超重类型，16.4%是肥胖类型，根据最新的研究，我国现有超半数人口存在超重或肥胖。肥胖的特征是脂肪组织过多，能量摄入和消耗之间的不平衡，并且与低度炎症和胰岛素抵抗有关。与过去几十年相比，中国的饮食模式发生了重大变化，从传统的植物性果蔬饮食已逐渐转变为西式饮食，摄入动物源食品、精加工谷物、含糖量、脂肪量高的食品越来越多。在一项前瞻性研究中发现食用超加工食品与体重增加、超重和肥胖的风险有关。另外有证据表明，超重或肥胖与中国人口患主要非传染性疾病（心血管疾病、Ⅱ型糖尿病和癌症）和过早死亡的风险增加有关。所以改善肥胖症状势在必行，这对干预其他疾病的发生也具有重要意义。

第4章 燕麦麸皮超微粉对小鼠肥胖干预作用的评价

肥胖是一种复杂的多因素疾病。其发病机制的主要原因包括：环境因素（主要是体育活动和饮食）、遗传因素以及肠道微生物。

（1）能量摄入与消耗

近年来，我们探索了许多新的饮食策略去控制体重，改善肥胖。其中持续能量限制，即体重稳定个体的每日能量摄入限制为 $2.092×10^6$J 或 $3.138×10^6$J，或习惯性饮食摄入限制为 15%~30%，是实现减肥最常见的营养策略，也是临床实践指南中最常提及的。然而越来越多的证据表明，在超重和肥胖人群中，在体重减轻和由此引起的身体成分变化、心血管代谢疾病风险因素（如胰岛素、葡萄糖或脂质循环水平）等方面，间歇性能量限制与连续性能量限制的作用相当。目前关于间歇性能量限制的方法包括隔日禁食、隔日改良禁食、蛋白质限制、5∶2 间歇禁食和时间限制喂养等。这些方法可能是通过代谢途径和细胞过程的变化介导，包括葡萄糖—酮代谢转换、增加脂解和酮生成、细胞对代谢应激的耐受性和自噬刺激等方式，达到减肥的效果。

Castela 等的结果表明，与连续的能量限制相比，无论体重减轻量是多少，12 周的间歇性能量限制可能更有利于减少与肥胖相关的炎症因子，改善胰岛素抵抗，同时这也反映了间歇性能量限制可能对降低长期疾病风险很重要。Chooi 等还研究了低能量饮食对 11 名 BMI 为 $22.7kg/m^2$ 非肥胖参与者（5 名女性和 6 名男性，48 岁）的体重及胰岛素的影响，其结果表明食低热量混合餐替代餐约 11 周，也同样会减轻参与者初始体重的 4.8%。并且通过二者的研究总结发现无论是肥胖者还是非肥胖者在经过适度饮食诱导后，不仅体重会减轻 4%~6%，而且可以改善参与者脂肪组织胰岛素敏感性，降低身体各部位的脂肪堆积。

除控制能量的摄入外，能量消耗也对肥胖具有重要作用。越来越多强有力的证据表明，定期运动有助于体重和脂肪的减少，维持体重和脂肪减少，以及肥胖患者的代谢健康。能量消耗（运动）是通过激活某些生理过程和细胞机制，这些生理过程和机制会加速身体主要能量（糖原和三酰甘油）储存的分解，从而导致体重减轻。另外运动的优势是可以降低内脏脂肪的质量，这对于肥胖患者来说更为重要。每周进行 2 天或者 12h 的阻力运动都能降低患肥胖症的风险，而当有氧运动和阻力运动结合时，对患肥胖症的风险最低。Veronica 等研究发现运动可以刺激 N-乳糖基苯丙氨酸（Lac-Phe）的产生，这是一种抑制进食的血液信号代谢物，并且在饮食诱导肥胖小鼠中，证明得出在不影响运动或能量消耗的情况下，增加药物介导的Lac-Phe可以减少食物摄入。长期服用Lac-Phe可降低体重，改善葡萄糖稳态。相反，当敲除小鼠体内Lac-Phe生物合成的基因后，即使提高了运动量，小鼠的食物摄入量和肥胖症状仍然增加。

（2）遗传因素对肥胖的影响

基因也是影响肥胖的重要因素，从基因角度来说，肥胖分为单基因肥胖和多基因肥胖。单基因肥胖是小或大染色体缺失或单基因缺陷造成的，此类因素会导致罕见、早发和严重的肥胖。肥胖的单基因原因很罕见，约占（严重）儿童期发病肥胖的7.3%。多基因肥胖也被称为普通肥胖，这是数百个多态性的结果，每个多态性都有很小的影响。在大多数个体中，肥胖的遗传易感性预计是多基因的，其中表型是由多基因变异的额外影响引起的。虽然通常被认为是两种不同的形式，但单基因和多基因肥胖的基因发现研究已经集中在似乎基本相似的基础生物学上。具体地说，中枢神经系统和控制食物摄入特征性方面的神经通路已成为单基因和多基因肥胖的主要体重驱动因素。

瘦素是主要调节能量的信号因子，而瘦素—黑素皮质素途径则是关键的食欲控制回路。几乎完全由脂肪细胞合成和分泌产生的瘦素，通过血液运输至下丘脑，刺激弓状核中的前阿黑皮素神经元产生一系列的黑素皮质素多肽。黑素皮质素多肽与室旁核中的黑素皮质素3和4受体具有高亲和力。这些信号通路随后协调促进能量消耗，抑制食物摄入。Farooqi等研究结果表明因基因突变而缺乏瘦素的罕见人群表现出暴食性肥胖、能量消耗减少和高胰岛素血症。Dallner等研究表明缺少lncOb（一种非编码RNA）的食源性肥胖小鼠，脂肪量增加、血浆中瘦素减少，瘦素治疗后体重降低，而不缺乏lncOb的食源性肥胖小鼠在瘦素治疗后体重并不下降。另外最新的研究结果表明当把刺鼠相关蛋白（AgRP）神经元上的瘦素受体敲除后，小鼠体内的瘦素水平虽然很高，但小鼠展现出严重肥胖，这表明小鼠发生了类似胰岛素抵抗现象的"瘦素抵抗"，且从另一方面说明瘦素—AgRP神经元通路是控制肥胖的新途径。

AMPK是一种重要的酶，可以调节多种代谢和生理过程，在肥胖、炎症、糖尿病和癌症等主要慢性疾病中起着重要的作用。基于AMPK在生理和病理学中的重要作用，AMPK正在成为预防和治疗这些疾病的最有希望的靶点之一。越来越多的证据表明 AMPK 通过关键代谢蛋白和转录因子的磷酸化来调节代谢，这些因子促进能量产生途径（分解代谢），同时抑制能量储存途径（合成代谢）。在骨骼肌和肝脏中，AMPK 的激活促进了葡萄糖和脂肪酸的摄取，增强了线粒体的功能和脂肪酸的氧化，并抑制了脂质和胆固醇的合成，这些途径可能对抑制肥胖有益。有研究表明，AMPK 活性的降低与病态肥胖患者内脏脂肪组织炎症和全身胰岛素抵抗的增加有关。瘦素通过直接增加 AMP/ATP 比值以及间接通过 α-肾上腺素能信号的下丘脑—中枢神经系统激活 AMPK，进而抑制食欲。

（3）肠道微生物对肥胖的影响

人类肠道微生物群通过影响脂肪和葡萄糖代谢在肥胖及其相关性疾病中发挥关键作用。此外，近年来，关于肠道微生物组在调节肥胖和相关代谢疾病中的作用的研究迅速增加。许多研究都揭示了肠道微生物群失衡在这些代谢变化中的作用。

成人肠道内的典型微生物群重量约为 1.5kg（与肝脏重量相似），与构成人类基因组的 23000 个基因相比，构成微生物组的基因大约有 330 万个。成年人体内超过 70% 的微生物群定植于胃肠道，包含超过 100 万亿个微生物。在肠道微生物群中，主要门为厚壁菌门（Firmicutes）约 64%，包括乳酸杆菌属（*Lactobacillus*）、梭状芽孢杆菌属（*Clostridium*）、肠球菌属（*Enterococcus*）、瘤胃球菌属（*Ruminococcus*）、普拉梭菌属（*Faecalibacterium*）和罗氏菌属（*Roseburia*）等；拟杆菌门（Bacteroidetes）约 23%，包括拟杆菌属（*Bacteroides*）和普雷沃氏菌属（*Prevotella*）；放线菌门（*Actinomycetota*）为 2%~3%。这些微生物参与机体一系列的生理反应，对胰岛素抵抗和低度炎症等方面产生影响，进而控制食物摄入、能量调节。因此肠道微生物可能在肥胖的病理生理学中发挥重要作用。

研究表明，与体内肠道微生物厚壁菌/拟杆菌比率<1 的人相比，厚壁菌/拟杆菌比率≥1 的人患超重的可能性高 23%。然而类似的结果并没有在其他研究中具体观察到。因此仅从厚壁菌/拟杆菌的比率来考虑肠道微生物和肥胖之间的关系在很大程度上是不精确的。另外研究发现梭状芽孢杆菌属、乳酸杆菌属和瘤胃球菌属在内的厚壁菌门在肥胖人群中增加，而普拉梭菌（*Faecalibacterium prausnitzii*）（健康人体肠道中属于厚壁菌门的丰富细菌之一）减少。长期高能量饮食摄入会改变肠道内容物的微生物群，降低

产丁酸盐细菌的水平，包括拟杆菌属、毛螺菌属（*Lachnospira*）和瘤胃球菌属。Xu 等比较正常和高能量饮食对代谢综合征猪模型肠道微生物的影响时发现，高能量饮食会使肠道微生物的多样性降低，且高能量饮食组的空肠区内光岗菌属（*Mitsuokella*）丰度较高，放线杆菌属（*Actinobacillus*）、拟杆菌属和丛毛单胞菌属（*Comamonas*）丰度较低；而在回肠区内不动杆菌（*Acinetobacter*）、巴斯德菌属（*Pasteurella*）、瘤胃球菌科 UCG-014（Ruminococcaceae UCG-014）的丰度较高，厌氧菌属（*Anaerotruncus*）、脱硫弧菌属（*Desulfovibrio*）、普拉梭菌属、梭杆菌属（*Fusobacterium*）数量较少。此外，最近的证据表明，肠道微生物群不仅在免疫和肠道屏障功能中发挥重要作用，而且在食物消化和代谢调节中也发挥着重要作用。这些作用需要通过多种机制影响全身能量平衡，包括增加 SCFAs 的产生、增加肠道通透性、降低血管生成素样蛋白 4，促进 AMPK 的表达。

综上可知，我们在对肥胖的发展和维持的病理生理机制的理解方面已经取得了重大进展，但对其病因学和病理生理学的理解仍然不完全，需要更多的纵向随访和对照干预试验来探究肥胖的发病机制。

4.2 超微粉碎技术及其应用

膳食纤维、多酚、植酸等功能性物质优先在植物组织的外部组织和细胞壁中合成和积累，传统加工方法很难打破植物细胞壁，这导致它们所含有的营养物质和功能性成分的释放效率低下。为了克服这些困难，超微粉碎作为一种新型食品加工技术，是制备粒径小于 10~25μm 且具有良好表面性能的超细粉末的有效途径。

该项技术的主要特点是产品颗粒的粒径极小、比表面积剧增、细胞破壁率提高，从而改善物料的理化性质（分散性、吸附性、溶解性、化学活性、生物活性等），引起其化学构成、理化性质的改变，同时促进原料中营养物质的释放，可以显著提高其吸收利用率，是食品行业中一种理想的加工手段，已被广泛运用于茶叶、小麦、大豆等方面研究，但对燕麦麸皮的研究不多。超微粉粉末粒度小且均匀，其中的营养成分、功能成分的提取率被大大提高。已有一些研究表明，超微粉粉末具有更高的分散性、溶解性、保水性和抗氧化性等重要的理化特性。目前，超微粉碎技术在生产保健品和功能性食品方面显示出巨大的潜力。

郑慧等用超微粉碎处理苦荞麸皮，结果显示总黄酮溶出率增加，粉体的休止角和滑角增加，持水力、持油力、膨胀力减小，而水溶性增加，粉体的明度差和总色差有所增加。使产品的口感得到极大改善，较好地保存了苦荞麸皮中原有的功能成分，可有效地增加人体对功能成分的吸收。王跃等的研究结果表明超微粉碎后小麦麸皮的持水力、膨胀力、阳离子交换能力及 SDF 百分含量较原粉有较大程度的提高；持油力略有下降，其中粒径≤55.23μm 的微粉的综合指标最佳。申瑞玲等研究微粉碎对燕麦麸皮营养成分及物理特性的影响，其结果表明微粉碎可以提高燕麦麸皮总膳食纤维含量，但对麸皮蛋白质、脂肪、水分及灰分含量影响不大。微粉碎还可以改善燕麦麸皮的物理特性，在粒度为 125～250μm 时燕麦麸皮持水力最强；在 150～180μm 时麸皮膨胀力最大；在 125～150μm 时麸皮水溶性最佳。

Rosa 等使用超微粉碎技术改善麸皮抗氧化的应用价值。Niu 研究超微粉碎技术对全麦香气和面条产品的特性影响。Ciccoritti 研究超微粉碎加工谷物，以生产具有高营养价值的硬质小麦面粉，通过对 4 个硬质小麦品种进行评估，发现经超微粉碎后小麦膳食纤维和酚类化合物的溶出率均增加。朱爽等研究发现超微粉碎可以显著提高大麦黄酮、多酚的含量，但随着目数的增加，大麦的持水力和持油力呈下降趋势，并且通过主成分分析（principal component analysis，PCA）得出 200 目大麦的各项指标最佳。许青莲等利用湿法超微粉碎技术显著提高了苦荞麸皮中黄酮含量，其微观结构也改变了很多，进而改善了其他的理化性质。

4.3 燕麦麸皮超微粉对高脂饮食诱导小鼠肥胖的干预作用

肥胖已经成为一种全球的流行病和公共卫生危机，特别是在过去的几十年里，肥胖的发病率正在继续以惊人的速度上升。全世界有近 20 亿成年人被认为超重，其中超过一半被归类为肥胖。此外，全球肥胖流行的恶化与心血管疾病、糖尿病和代谢综合征等慢性疾病发病率的增加有关。

奥利司他是目前唯一临床批准可用于肥胖治疗的药物，其作用机制是抑制胰脂肪酶的活性，降低胃肠道系统甘油三酯的吸收，进而达到减轻体重的目的。虽然奥利司他具有这些优点，也是全世界范围内最畅销的减肥药物之一，但仍然存在一些较为严重的消极影响，如腹泻、油性斑点、便秘、大便失禁，以及一些对肝脏的不利影响。

本研究前期体外抑制酶活实验、体外消化发酵正常人群和肥胖人群粪便的实验结果显示，5%燕麦麸皮可有效抑制α-葡萄糖苷酶、α-淀粉酶、胰脂肪酶以及胆固醇酯酶的活性，并且其在抗氧化方面也具有明显的作用。对于肠道微生物来说，5%燕麦麸皮体外发酵后可以降低肠道内环境的pH，调节肠道微生物群，尤其是乳酸杆菌等有益菌的丰度显著增加，大肠杆菌等病原菌的丰度显著降低。虽然目前关于肥胖的研究有很多，包括其发病的机制、干预和治疗的手段，但这些研究仍未能彻底解决肥胖，且关于燕麦麸干预、治疗肥胖的体内研究较少，机制不明确，因此为进一步研究燕麦麸皮对高脂饮食诱导小鼠肥胖的干预作用，本实验利用C57BL/6小鼠构建了5组模型，包括正常对照组（C）、高脂饮食模型对照组（P）、正常+燕麦麸皮组（CB）、高脂+燕麦麸皮组（PB）以及阳性对照组（Y）。通过测定小鼠体重、血糖、胰岛素水平等，研究燕麦麸皮对高脂饮食小鼠糖代谢的影响；利用全自动生化分析仪测定血脂指标、胆汁酸、AST和ALT含量，确定燕麦麸皮对高脂饮食小鼠血脂代谢的影响；分析病理性切片，研究燕麦麸皮对高脂饮食小鼠肝脏、脂肪和小肠细胞的影响。通过相关指标的测定，确定燕麦麸皮干预高脂饮食诱导小鼠肥胖的调节作用，具体的干预机理还需进一步的分析。

4.3.1 燕麦麸皮超微粉对小鼠体重和腹部脂肪质量的影响

体重变化是最直接的减肥证据。如图4-1所示，在喂养初期时，各组小鼠的平均体重在20.89g左右，差异不显著（$P>0.05$），符合实验模型。随着喂养周期的延长，各组小鼠的体重均越来越大，这是小鼠的正常生长规律，但各组小鼠体重增长程度不同。随着喂养时间的增加，P组小鼠体重增长速度明显大于其他4组。PB组和Y组小鼠体重越来越远离P组，向C组靠近。此外在第4周之后，CB组小鼠的体重低于C组小鼠，这说明燕麦麸皮超微粉对正常饮食小鼠也具有明显的降低体重的作用。

如图4-1（b）所示，根据计算公式［肥胖度（%）=（实验组实际体重-

第 4 章 燕麦麸皮超微粉对小鼠肥胖干预作用的评价

对照组平均体重）/对照组平均体重×100］确定造模是否成功。9 周的高脂饮食干预后，C 组小鼠体重为（28.48±1.69）g，P 组小鼠体重为（37.60±3.28）g。经公式计算，P 组小鼠体重较 C 组高了 32.02%，肥胖度>20%，说明本实验高脂造模成功。

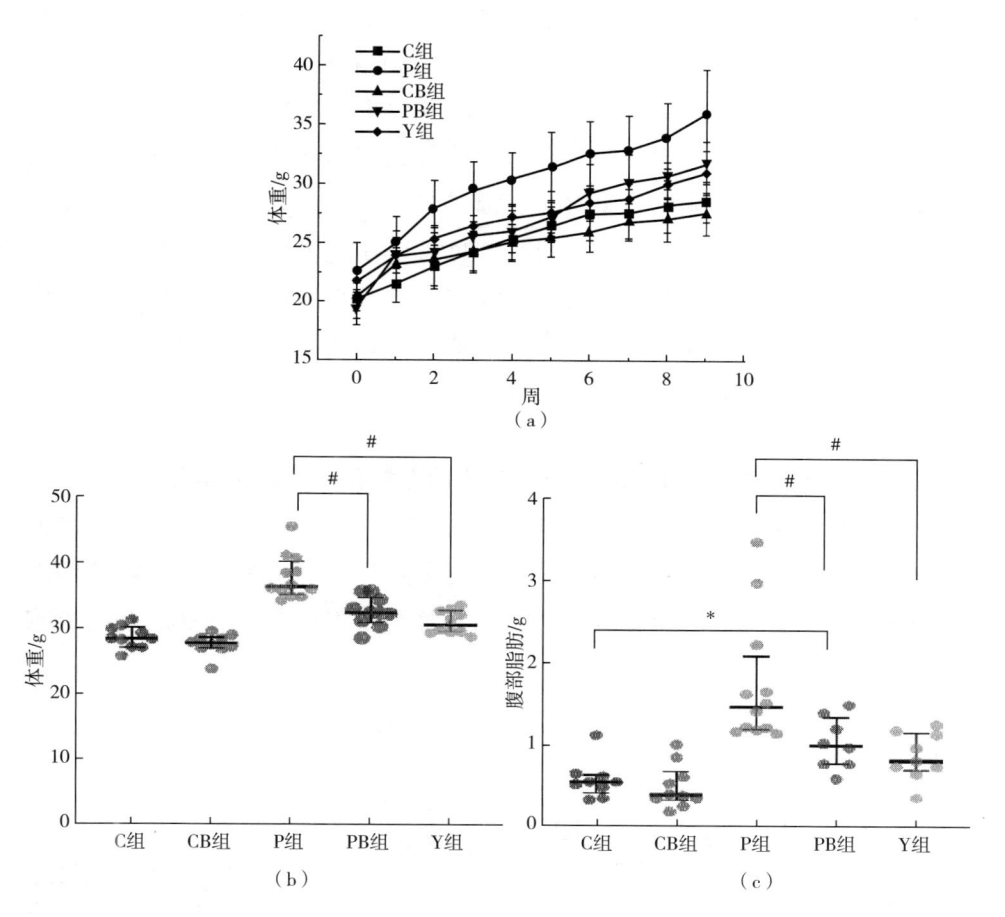

图 4-1 燕麦麸皮超微粉对肥胖小鼠 9 周体重变化（a）、
第 9 周体重（b）和腹部脂肪（c）的干预作用

注 #代表两组之间差异极显著（$P<0.01$），*代表两组之间差异显著（$P<0.05$）。

在第 9 周时，各组体重大小依次为 P 组>PB 组>Y 组>C 组>CB 组。P 组小鼠体重极显著高于其他 4 组（$P<0.01$）。其中与 P 组相比，PB 组和 Y 组小鼠体重均极显著降低（$P<0.01$）。与 C 组相比，CB 组小鼠体重明显较低，但

差异不显著（$P>0.05$）。

如图 4-1（c）所示，各组小鼠的腹部脂肪重量大小次序与体重次序相一致，依次为 P 组>PB 组>Y 组>C 组>CB 组。P 组小鼠的腹部脂肪质量极显著高于其他 4 组（$P<0.01$）。与 C 组相比，PB 组小鼠腹部脂肪质量显著较高（$P<0.05$），但 CB 组和 Y 组与之没有显著性差异（$P>0.05$）。此外 PB 组小鼠腹部脂肪质量与 Y 组之间没有显著差异（$P>0.05$）。

综上所述燕麦麸皮和奥利司他均可以有效干预高脂饮食引起的肥胖小鼠体重过度增长，减缓脂肪的堆积。虽然与减肥药相比，燕麦麸皮对高脂饮食诱导的肥胖小鼠减肥效果略差，但二者无显著差异。另外燕麦麸皮超微粉在不影响小鼠正常生长的前提下，也可以在一定程度上控制正常饮食带来的体重增加。这可能是因为燕麦麸皮富含膳食纤维，具有良好的膨胀性、持水力和持油力等特性，摄入之后使机体胃肠具有饱腹感，从而缓解高脂饮食诱导的肥胖。

4.3.2 燕麦麸皮超微粉对高脂饮食小鼠空腹血糖和胰岛素的影响

血糖浓度受神经系统和激素调节保持动态平衡，失去平衡后会出现低血糖或高血糖的现象。通过测定血糖浓度和胰岛素对诊断糖尿病病情的严重程度具有重要意义。燕麦麸皮对高脂饮食小鼠空腹血糖和胰岛素的影响如图 4-2（a）、（b）所示。

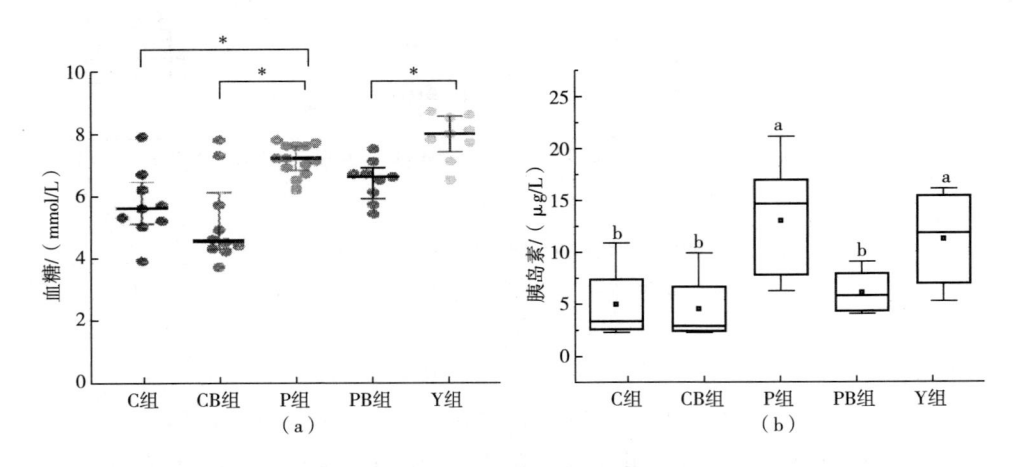

图 4-2　燕麦麸皮对高脂饮食小鼠空腹血糖（a）和胰岛素（b）的影响

注　不同字母之间代表差异显著（$P<0.05$）。

如图 4-2（a）所示，P 组和 Y 组血糖显著高于 C 组血糖（$P<0.05$），说明高脂饮食会显著提高小鼠的空腹血糖，有患糖尿病的风险。CB 组血糖浓度与其他各组相比最低，为 5.14mmol/L，显著低于 P 组、PB 组和 Y 组（$P<0.05$）。虽然 PB 组血糖与 C 组和 P 组血糖无显著差异（$P>0.05$），且其浓度居于二者之间，但与 Y 组存在显著差异（$P<0.05$）。这是由于燕麦麸皮中的膳食纤维具有吸附作用，孔状结构包裹住葡萄糖，使其无法进入血液中。该结果还说明了燕麦麸皮可以降低任何饮食引起的血糖升高，且干预效果要优于奥利司他。Y 组血糖浓度为 7.89mmol/L，明显高于 P 组，但两组没有显著差异性（$P>0.05$）。有研究表示，奥利司他对空腹血糖浓度具有控制效果，与本研究结果相反。但也有研究表示长期服用奥利司他并没有改变血糖浓度，与本研究结果相类似。这可能是因为长期食用奥利司他对机体损伤较大，影响了相关激素水平。

如图 4-2（b）所示，P 组和 Y 组小鼠血清中胰岛素水平显著高于其他各组（$P<0.05$），此外与血糖浓度的变化趋势相一致，说明 P 组和 Y 组小鼠发生了胰岛素抵抗。C 组、CB 组和 PB 组小鼠血清中胰岛素水平高低依次为 PB 组>C 组>CB 组，但三组之间无显著性差异（$P>0.05$），与血糖结果相一致。一方面说明燕麦麸皮可以干预高脂饮食引起的胰岛素抵抗，另一方面证明燕麦麸皮对正常饮食小鼠的胰岛素水平也起到了同样的作用——保护胰腺。这是因为膳食纤维和多酚可以抑制 α-淀粉酶、α-葡萄糖苷酶，延缓葡萄糖释放，本研究中的体外消化实验佐证了这一观点（3.3.2 和 3.3.3）。该结果与膳食纤维和酚类物质降低肥胖小鼠血糖浓度和胰岛素含量的结果相一致。本研究结果为高脂饮食引起的糖尿病提供新的干预和治疗手段。

4.3.3　燕麦麸皮超微粉对高脂饮食小鼠血脂和胆汁酸的影响

有研究表明 60%~70% 的肥胖患者是血脂异常，而 50%~60% 的超重患者是血脂异常。燕麦麸皮对高脂饮食小鼠血脂水平和胆汁酸的影响如图 4-3（a）、（b）所示。

由图 4-3（a）可知，P 组小鼠血清中 TC 含量最高，CB 组小鼠血清中 TC 含量最低。PB 组小鼠血清中 TC 含量与 C 组、Y 组之间无显著差异（$P>0.05$）。P 组小鼠血清中 TG 含量显著高于其他各组（$P<0.05$），C 组、CB 组、PB 组和 Y 组之间小鼠血清中 TG 含量无显著差异（$P>0.05$）。说明燕麦麸皮和奥利司他可以明显降低血清中的 TC 和 TG 含量，且二者差别无异。燕麦麸皮中的 β-葡聚糖可以改善高脂饮食引起的高血脂，减少脂肪堆积。因此燕麦麸皮可以减少高脂饮食诱导肥胖的风险，本结果也为预防心血管疾病提供新的方案。

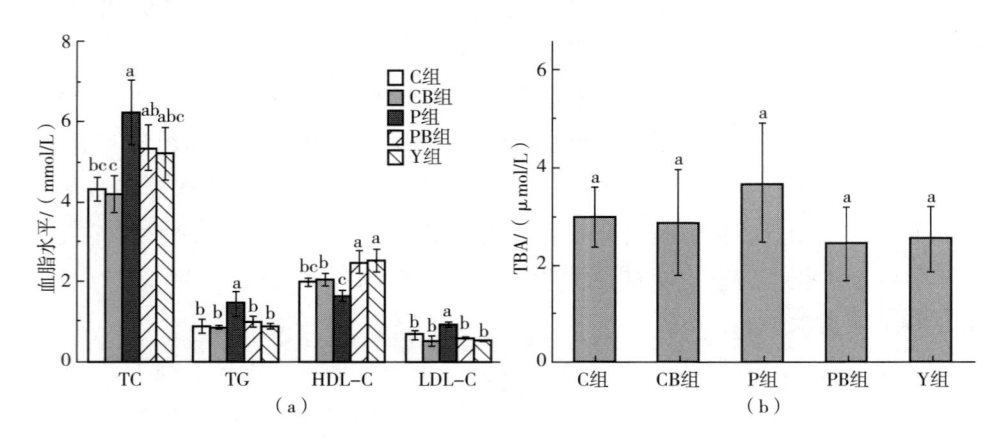

图 4-3　燕麦麸皮对高脂饮食小鼠血脂水平 (a) 和胆汁酸 (b) 的影响

由图 4-3 (a) 所示，P 组小鼠血清中 HDL-C 含量显著低于其他各组（$P<0.05$），而 LDL-C 含量显著高于其他各组（$P<0.05$）。另外 PB 组小鼠血清中 HDL-C 含量显著高于 C 组和 CB 组（$P<0.05$），与 Y 组之间无显著性差异（$P>0.05$）。除 P 组外，其他各组小鼠中 LDL-C 含量无显著性差异（$P>0.05$）。大量证据表明，LDL-C 会导致心血管疾病，而高密度脂蛋白胆固醇对维持血管健康具有保护作用。减肥会降低血清甘油三酯和低密度脂蛋白胆固醇水平，并增加高密度脂蛋白胆固醇水平。

胆汁酸是人体胆汁的重要成分，在人体内发挥着消化脂肪、吸收的功能。同时也是一类重要的信号分子，调节脂质和葡萄糖代谢，在糖尿病、肥胖、非酒精性脂肪肝病及其他代谢性疾病中发挥作用。胆汁酸主要是由肝脏代谢胆固醇而合成的初级胆汁酸，而初级胆汁酸可以进入肠道，由肠道细菌进一步合成为次级胆汁酸，因此胆汁酸的产生和排泄对维持胆固醇稳定至关重要。图 4-3 (b) 为燕麦麸皮对高脂饮食小鼠血清中胆汁酸含量的影响。由图可知，5 组小鼠血清 TBA 含量在 3.66~2.45μmol/L 之间，其中 P 组 TBA 含量最大，PB 组最小，各组之间无显著差异（$P>0.05$）。另外 CB 组 TBA 含量也少于 C 组，这是因为燕麦麸皮中的膳食纤维具有吸附胆汁酸的作用，该结果与本研究前期体外模拟吸附胆酸钠实验结果相一致（2.3.5.2）。高脂饮食会使血清中胆汁酸含量增加，但没有研究结果显示其含量与肥胖有显著关系。有研究表明粪便中胆汁酸排泄与肥胖呈正相关。另外胆汁酸的代谢与肠道微生物的组成有很大的关系。因此燕麦麸皮影响胆汁酸代谢的原因可能是肠道微生物，这需要后续实验证明。

4.3.4　燕麦麸皮超微粉对高脂饮食小鼠瘦素的影响

瘦素是肥胖基因的产物，由脂肪组织和其他器官分泌产生。瘦素通过刺激新陈代谢速度和抑制食欲来促进减肥。肥胖基因的缺陷会抑制瘦素的产生，并最终导致糖尿病和严重肥胖症的发展。燕麦麸皮对高脂饮食小鼠脂肪和血清中瘦素含量的影响见图 4-4。

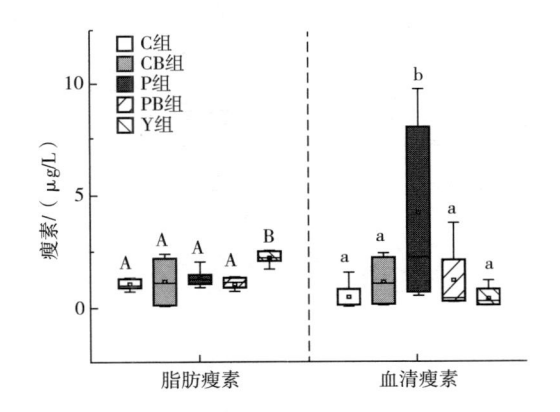

图 4-4　燕麦麸皮对高脂饮食小鼠脂肪和血清中瘦素含量的影响

注　不同字母之间代表差异显著（$P<0.05$），大小写字母之间不进行比较。

由图 4-4 可知，对比各组小鼠腹部脂肪中瘦素含量，结果显示 Y 组脂肪中瘦素含量最多，为 2.21μg/L，显著高于其他各组（$P<0.05$）。C 组瘦素含量最少，为 1.01μg/L，与其他各组差异不显著（$P>0.05$）。除 Y 组外，其他各组大小依次为 P 组、PB 组、CB 组。对比各组小鼠血清中瘦素含量，结果显示 P 组血清中瘦素含量最多，为 4.22μg/L，显著高于其他各组（$P<0.05$）。结合脂肪瘦素结果分析，P 组小鼠长期高脂饮食可能发生了瘦素抵抗，瘦素敏感性降低，引起了高瘦素血症。这可能是因为由脂肪分

泌出来进入血液的瘦素无法与下丘脑弓状核上的瘦素受体结合，不能刺激下丘脑释放激素和信号，进而无法抑制摄食行为以及促进分解脂肪，使得机体产生肥胖症状。C组、CB组、PB组和Y组血清瘦素之间无显著差异（$P>0.05$）。综上可得燕麦麸皮可能是通过改善高脂饮食引起的瘦素抵抗，逐渐恢复肥胖小鼠下丘脑神经元对瘦素的敏感性，进而达到减肥的效果。Hassanzadeh-Rostami等研究发现长期摄入膳食纤维，会使肥胖人群血清中的瘦素水平下降。

4.3.5 燕麦麸皮超微粉对高脂饮食小鼠血清ALT和AST酶活性影响

谷草转氨酶（AST）主要分布于心肌细胞中，谷丙转氨酶（ALT）主要存在于肝细胞中，这两种酶在正常机体内含量都较低。当肝细胞膜的通透性提高时，这两种酶会从细胞中溶出，进入血液中，因此这两种酶在血液中含量升高，意味着肝脏受到损伤。燕麦麸皮对高脂饮食小鼠血清ALT和AST酶活性影响见表4-1。

表4-1 燕麦麸皮对高脂饮食小鼠血清ALT和AST酶活性影响

组别	ALT/(U/L)	AST/(U/L)
C组	45.78 ± 12.46^{ab}	170.99 ± 34.9^{a}
CB组	42.47 ± 6.23^{b}	172.20 ± 24.91^{a}
P组	49.78 ± 7.21^{ab}	207.03 ± 25.17^{a}
PB组	48.51 ± 9.46^{ab}	178.13 ± 39.97^{a}
Y组	63.88 ± 12.24^{a}	194.56 ± 16.1^{a}

注 同一列不同小写字母表示差异显著（$P<0.05$）。

由表4-1可知，PB组与P组相比，ALT和AST含量明显较低，且接近C组小鼠；CB组与C组相比，ALT含量也明显较低。这一结果表明燕麦麸皮可以保护肝脏，减少饮食引发的肝脏损伤，尤其是高脂饮食。Y组小鼠血清中ALT显著高于CB组（$P<0.05$），但与其他各组无显著性差异（$P>0.05$）。此外Y组和P组小鼠血清中AST含量明显高于其他各组，但各组小鼠血清中无显著差异（$P>0.05$）。这是因为高脂饮食会造成肝脏受损，长期服用减肥药虽然可以降低体重，但会使肝脏受损，甚至伤害大于高脂饮食。肝功能受损影响身体的各个方面，肝脏疾病比任何其他身体状况的故障都具有更广泛和威胁生命的影响。

4.3.6 燕麦麸皮超微粉对高脂饮食小鼠肝脏各指标的影响

肝脏指数是用于反映肝脏的发育是否畸形。肝脏在脂质代谢中起着核心作用,当从饮食或脂肪组织储存到肝脏的脂肪与作为极低密度脂蛋白成分的脂肪输出之间存在不平衡时,脂质(主要是甘油三酯)就会在肝脏中积累。燕麦麸皮对高脂饮食小鼠肝脏各指标的影响见表4-2。

表4-2 燕麦麸皮对高脂饮食小鼠肝脏各指标的影响

组别	肝重/g	肝脏系数	TC/(μmol/g)	TG/(μmol/g)
C组	0.98 ± 0.11^b	34.37 ± 2.93^b	8.04 ± 0.84^{bc}	27.96 ± 3.64^e
CB组	1.01 ± 0.11^b	31.76 ± 3.79^b	9.22 ± 1.30^{bc}	45.26 ± 6.22^d
P组	1.30 ± 0.15^a	38.00 ± 5.30^a	26.12 ± 2.22^a	126.35 ± 9.36^a
PB组	0.85 ± 0.05^b	30.86 ± 1.59^b	12.25 ± 2.22^b	69.83 ± 7.30^b
Y组	1.02 ± 0.11^b	33.29 ± 2.86^b	4.10 ± 0.4^c	60.74 ± 4.83^c

注 同一列不同小写字母差异显著($P<0.05$)。

由表4-2可知,P组小鼠的肝重和肝脏系数显著高于其他各组($P<0.05$),燕麦麸皮组小鼠的肝脏重和肝脏系数明显低于其他各组。说明高脂饮食会引发小鼠肝脏异常,而燕麦麸皮可以保护肝脏,缓解这种异常。P组小鼠肝脏中TC和TG的含量显著高于其他4组($P<0.05$)。CB组和PB组小鼠肝脏中TC含量与C组之间不存在显著性差异($P>0.05$),但CB组和PB组小鼠肝脏中TG的含量显著高于C组($P<0.05$)。与Y组相比,PB组小鼠肝脏中TC和TG的含量显著较高($P<0.05$)。说明燕麦麸皮可以降低高脂饮食小鼠肝脏中的TC、TG含量,并且其含量向对照组靠近,但效果没减肥药好。

4.3.7 燕麦麸皮超微粉对肥胖小鼠体态及粪便形状的影响

燕麦麸皮对高脂饮食小鼠粪便脂质的影响见表4-3。

表4-3 燕麦麸皮对高脂饮食小鼠粪便脂质的影响

组别	TC/(mmol/L)	TG/(mmol/L)
C组	0.67 ± 0.36^c	0.03 ± 0.01^b
CB组	0.55 ± 0.23^c	0.12 ± 0.05^b

续表

组别	TC/(mmol/L)	TG/(mmol/L)
P 组	1.33±0.19[b]	1.18±0.24[b]
PB 组	1.03±0.18[bc]	1.04±0.13[b]
Y 组	2.03±0.12[a]	6.65±0.45[a]

注 同一列不同小写字母差异显著（$P<0.05$）。

由表可知，Y 组小鼠粪便中 TC 和 TG 含量显著高于其他 4 组（$P<0.05$）。P 组小鼠粪便中 TC 含量显著高于 C 组和 CB 组（$P<0.05$）。C 组、CB 组和 PB 组小鼠粪便中 TC 和 TG 含量无显著差异（$P<0.05$）。

本研究供试的 5 组小鼠在体重变化趋势上具有明显差异，C 组和 CB 组小鼠活跃好动，毛发光亮，新鲜粪便呈黑色、较硬、较小。PB 组小鼠毛发光亮，粪便颜色呈黄黑色、较软、较大。燕麦麸皮具有持水性，持油性以及吸附胆固醇的性质，因此燕麦麸皮组小鼠的粪便较软，颜色较深。P 组小鼠毛发较暗沉无光存在嗜睡、懒动的症状，也有互相打架现象，新鲜粪便呈米黄色、软糯、较大；Y 组小鼠毛发不光滑，存在出油的症状，不活跃，新鲜粪便呈黄色、较软、偏小，且粪便量较其他各组偏多。这是因为奥利司他可以抑制脂肪酶，使脂肪直接排出体外，所以粪便中有油性斑点。此外奥利司他具有一定的腹泻的副作用，也会导致粪便增多。

4.3.8 燕麦麸皮超微粉对高脂饮食小鼠肝脏组织、腹部脂肪组织和小肠上皮组织形态的影响

小鼠肝脏组织、腹部脂肪组织和小肠组织纵、切面形态结构分别如图 4-5（a）~（c）所示。

图 4-5（a）为小鼠肝脏组织 H&E 染色、切片，其结果显示，C 组和 CB 组小鼠肝细胞形态结构保持完整，分布有序；PB 组小鼠肝组织有较清楚的细胞形态，细胞核完整，排列整齐；P 组和 Y 组小鼠肝细胞排列杂乱，无明显的细胞形态。另外与喂食正常饲料对照组 C 组相比，高脂饮食的 P 组小鼠肝脏脂肪空泡数量多，且空泡的面积大。与 P 组相比，PB 组小鼠肝脏脂肪空泡的数量明显较少，且空泡面积小，更接近于 C 组；Y 组小鼠肝脏脂肪空泡的数量较少，但空泡面积与之相差不大。在采集小鼠肝脏组织时，P 组小鼠肝脏组织上有肉眼可见的白色点状，且部分肝脏上有疑似肿瘤或囊肿的形态出

现。Y组小鼠部分肝脏有异常凸起，呈透明状。且这两组肝脏组织几乎无弹性，无韧性，一碰即碎。结合上述分析可得 P 组和 Y 组小鼠可能患有不同程度的脂肪肝，甚至是肝癌，由此证明高脂饮食和减肥药都会对肝脏组织造成严重损伤。而燕麦麸皮可成功干预高脂饮食引起的肝损伤，保护肝脏组织，使肝脏的脂代谢功能正常。

图 4-5（b）为小鼠腹部脂肪组织 H&E 染色、切片，其结果显示 C 组和 CB 组小鼠腹部脂肪细胞体积较小。P 组细胞体积明显增大。PB 组和 Y 组细胞相差不大，且二者细胞体积比 P 组小，比 C 组稍大。因此摄入燕麦麸皮可让脂肪细胞变小，减少高脂饮食引起的脂肪堆积。

图 4-5（c）为小鼠小肠组织 H&E 染色、纵切面切片，其结果显示 C 组、CB 组和 PB 小肠绒毛较长且完整，排列紧密。P 组小鼠小肠绒毛较短，肠腔扩张明显，黏膜层与肌层明显较薄，且上皮组织中有明显的白色点状空洞，可能是高脂饮食造成的脂肪空泡。Y 组小鼠小肠绒毛不完整，黏膜层变薄，且小肠上皮组织存在与 P 组相似的白色空洞，说明高脂饮食和减肥药也会对肠屏障造成损伤，影响机体健康。燕麦麸皮超微粉可以保护肠屏障，缓解高脂饮食造成的肠道损伤。

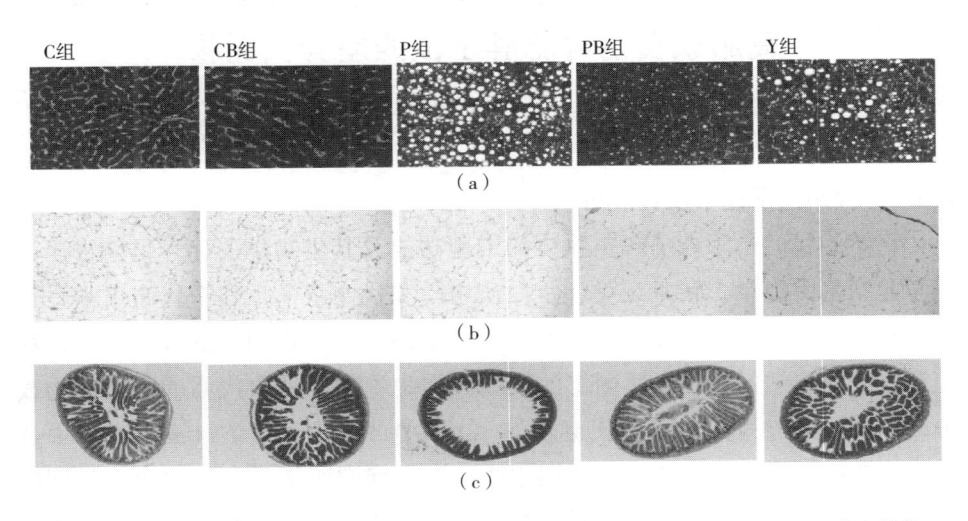

图 4-5　小鼠肝脏组织（a）、腹部脂肪组织（b）和小肠组织纵切面（c）形态结构

注　肝脏组织×200，腹部脂肪组织×100，小肠组织纵切面×100。

综上，燕麦麸皮超微粉对高脂饮食诱导小鼠肥胖具有明显的干预作用。

摄入燕麦麸皮超微粉后,可明显缓解饮食带来的体重和腹部脂肪的增加,且 P 组与 PB 组之间存在显著性差异（$P<0.05$）,说明燕麦麸皮超微粉可以减轻体重,降低脂肪堆积。燕麦麸皮超微粉还可以明显降低空腹血糖,其中对 CB 组影响最为明显,显著改善高脂饮食引发的胰岛素抵抗和瘦素抵抗现象（$P<0.05$）。

血清指标分析结果表明,燕麦麸皮超微粉可以明显降低高脂饮食引起的 TC、TG、LDL-C 含量以及 AST 和 ALT 活性,显著提高 HDL-C 含量（$P<0.05$）,但对 TBA 含量无显著性影响（$P>0.05$）。HE 染色、切片结果显示高脂饮食会造成肝脏组织和肠道屏障的损伤,脂肪细胞变大,而燕麦麸皮超微粉可以保护肝脏和小肠组织,缓解其损伤,且脂肪细胞变小。另外本研究发现奥利司他虽然具有减肥的作用,但对机体的肝脏和小肠损伤严重。因此,本研究结果表明燕麦麸皮超微粉可以明显改善小鼠的糖脂代谢,预防高脂饮食造成的肥胖,以期为后续燕麦麸皮超微粉调节高脂饮食小鼠脂代谢机制提供理论依据。

4.4　基于非靶向代谢组学研究燕麦麸皮超微粉干预高脂饮食诱导肥胖小鼠的差异代谢物

4.4.1　代谢组学技术及其应用

组学的目的是深入了解生物体的细胞功能及其生物学变化。目前常用的组学包括基因组学、转录组学、蛋白质组学和代谢组学。其中代谢组学是一门综合生命系统代谢物及其对环境变化的动态响应,代谢物的检测、分析和鉴定是代谢组学的核心。所测定的代谢产物是生物样品中代谢的中间产物或最终产物,一般为低分子量代谢物（≤1500Da）。代谢组学（metabonomics）又分为非靶向代谢组学和靶向代谢组学。靶向代谢组学是对给定化学类别的一种或多种预选代谢物进行定量分析,或与特定代谢途径相关。非靶向代谢组学是在不进一步了解所涵盖特征的情况下进行的综合分析,对所研究的生物系统中包含的尽可能多的代谢物进行定性分析,这会鉴定和表征能够聚集成可识别模式的各种代谢物。代谢组学已应用于不同的知识领域,如临床分析、食品和营养、体育、环境、法医毒理学或病理有机体（寄生虫、细菌、真菌）分析等。

近年来代谢组学研究发展迅速，目前代谢组学常用的几种技术包括气相色谱法—质谱法（gas chromatography-mass spectrometry，GC-MS）、液相色谱法—质谱法（liquid chromatography-mass spectrometry，LC-MS）、核磁共振（nuclear magnetic resonance，NMR），还有其他一些技术，如毛细管电泳—质谱法、二维色谱—质谱法、直接输液质谱法、基于稳定同位素示踪剂的代谢组学。如今，这些分析工具在与饮食干预代谢疾病的应用中越来越多，尤其是在识别和量化人体生物流体（如血浆和粪便）中的小分子量化合物、挥发性有机化合物和SCFAs时。

Xu等通过非靶向代谢组学探讨补充燕麦对轻度高胆固醇血症成人血脂的影响。燕麦组有21种代谢产物与大米组有显著差异，其中14种代谢产物呈下降趋势。两组的相关性分析结果表明，大多数代谢物如鞘磷脂和磷脂酰胆碱与血清胆固醇水平呈正相关。另外燕麦可能是通过调节甘油磷脂、丙氨酸、天冬氨酸和谷氨酸、鞘磷脂和视黄醇的代谢进而改善高胆固醇血症病人的血脂水平。Zhao等采用超高效液相色谱—四极飞行时间质谱（UPLC-Q-TOF/MS）进行代谢组学分析全麦燕麦对高脂饮食诱导胰岛素抵抗（IR）大鼠的干预作用。结果发现了6种全燕麦干预IR大鼠后密切相关的血清代谢产物，其代谢途径包括能量代谢、氨基酸代谢和脂质代谢，通过改善这些代谢途径进而改善IR大鼠的病症。Houttu等使用核磁共振进行代谢组学分析，血清代谢谱显示，肥胖孕妇的极低密度脂蛋白和高密度脂蛋白显著升高；$\omega-6$脂肪酸、18∶2亚油酸和多不饱和脂肪酸在总脂肪酸中的比例较低。Bagheri等最近的研究结果确定了与肥胖相关的代谢途径（包括19种代谢物），如丙氨酸、谷氨酸、脯氨酸、酪氨酸、二酰基磷脂酰胆碱和支链氨基酸（branched-chain amino acid，BCAAs）等化合物在肥胖参与者中较高，而天冬酰胺、丝氨酸、酰基烷基磷脂酰胆碱和其他lysoPC在非肥胖受试者中更高。代谢组学分析甘氨酸是改善新陈代谢健康的一种有前途的氨基酸，且是与肥胖相关的代谢性疾病的血浆标志物，可以通过调节甘氨酸代谢途径，影响肥胖、糖尿病的发生。

代谢组学技术的快速发展已成为临床医学、生命科学和食品科学领域的重要研究工具。代谢组学技术用于研究食品生产、加工和储存过程中活性食品成分的变化，并研究其摄入后的精确机制。此外代谢组学在分析不同物种间相互作用的方面，不仅提供了一个广泛的代谢途径，而且解释了微生物与宿主相互作用的机制，在系统生物学中发挥关键作用。目前用于代谢组学数据分析的一系列开放平台，包括方便和完整的代谢组学数据库，如京都基因和基因组百科全书（Kyoto Encyclopedia of Genes and Genomes，KEGG）、Max文库数据库、代谢物和化学实体数据库和人类代谢组数据库（HMDB），提供了可持续的信息共享平台。

前期研究结果表明燕麦麸皮超微粉不仅可以干预小鼠体重增加，调控小鼠血糖、血脂，而且可以调节肠道微生物组成。然而关于燕麦麸皮参与高脂饮食诱导肥胖小鼠的代谢途径尚不明确。因此本实验利用非靶向代谢组学技术对正常饮食对照组（C）、高脂饮食模型对照组（P）、正常+燕麦麸皮组（CB）和高脂+燕麦麸皮组（PB）四组小鼠的结肠内容物进行代谢分析，筛选差异代谢物，明确燕麦麸皮干预肥胖小鼠的代谢通路，进而从另一个方面证明燕麦麸皮对高脂饮食小鼠的干预作用，以期为改善肥胖症状提供新途径。

4.4.2　数据质量控制和鉴定出的代谢物

图4-6为QC样本正离子（a）和QC样本负离子（b）评估图。

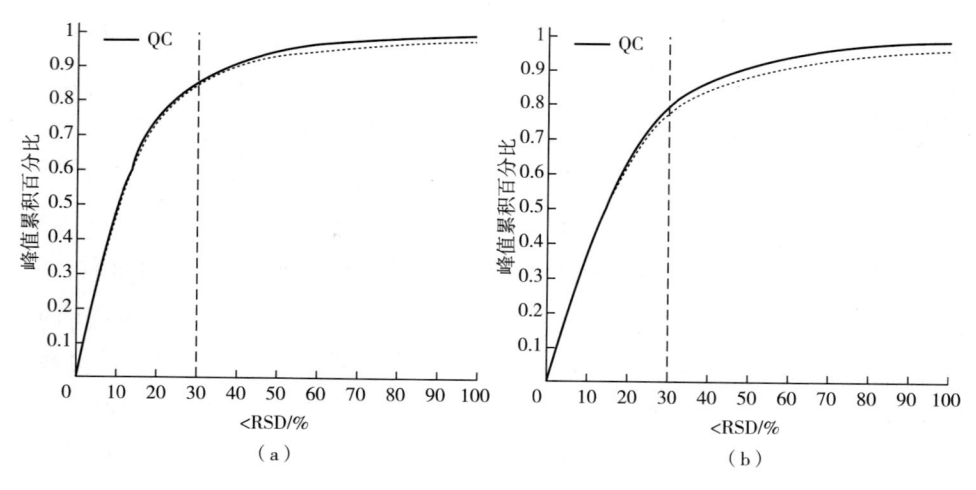

图4-6　QC样本正离子（a）和QC样本负离子评估图（b）

对于整体数据而言，RSD<0.3，峰值累积比例>70%，说明仪器稳定，且测定出的整体数据合格（虚线表示预处理前，实线表示预处理后）。由图可知，当 RSD 为 30% 时，QC 样本的正离子和负离子峰值累积百分比分别为 85% 和 80%。表明该数据稳定可靠，可用于之后的分析。

由表 4-4 可知，通过 LC-MS 非靶向代谢组学技术共鉴定出 9746 个正离子质谱峰和 10630 个负离子质谱峰；对比公共数据库，共鉴定出 298 个正离子代谢物和 236 个负离子代谢物；对比 KEGG 数据库，共鉴定出 152 个正离子代谢物和 96 个负离子代谢物。

表 4-4　总离子数和鉴定统计表

离子模式	质谱峰数目	最终鉴定到的代谢物个数	代谢物个数（公共数据库）	代谢物个数（KEGG 数据库）
正离子	9746	445	298	152
负离子	10630	330	236	96

基于 HMDB 数据库鉴定获得的化合物分类信息见图 4-7。

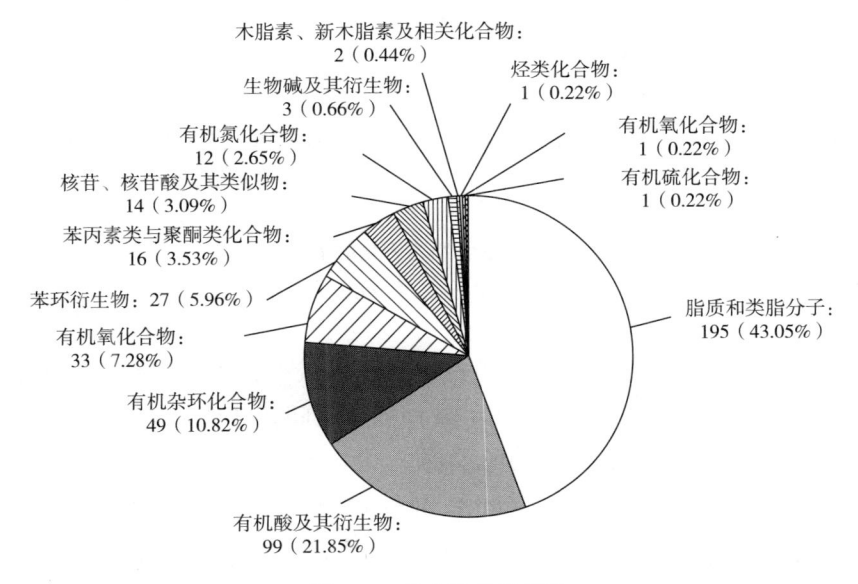

图 4-7　化合物分类信息

- 木脂素、新木脂素及相关化合物：2（0.44%）
- 生物碱及其衍生物：3（0.66%）
- 有机氮化合物：12（2.65%）
- 核苷、核苷酸及其类似物：14（3.09%）
- 苯丙素类与聚酮类化合物：16（3.53%）
- 苯环衍生物：27（5.96%）
- 有机氧化合物：33（7.28%）
- 有机杂环化合物：49（10.82%）
- 有机酸及其衍生物：99（21.85%）
- 脂质和类脂分子：195（43.05%）
- 烃类化合物：1（0.22%）
- 有机氧化合物：1（0.22%）
- 有机硫化合物：1（0.22%）

由图 4-7 可知，小鼠结肠内代谢物种类主要集中在脂质和类脂分子（lipids and lipid-like molecules）、有机酸及其衍生物（organic acids and derivatives）、有机杂环化合物（organoheterocyclic compounds）、生物碱及其衍生物（alkaloids and derivatives)、木脂素、新木脂素及相关化合物（lignans, neolignans and related compounds）等。其中脂质和类脂分子类代谢物最多，为 195 个，其次是有机酸及其衍生物，为 99 个。

4.4.3　PCA 和 PLS-DA 分析

为了更好地了解和分析燕麦麸皮超微粉对高脂饮食小鼠结肠代谢物的干预作用，本研究对各组小鼠的结肠代谢物数据进行了 PCA 分析，结果如图 4-8 所示。

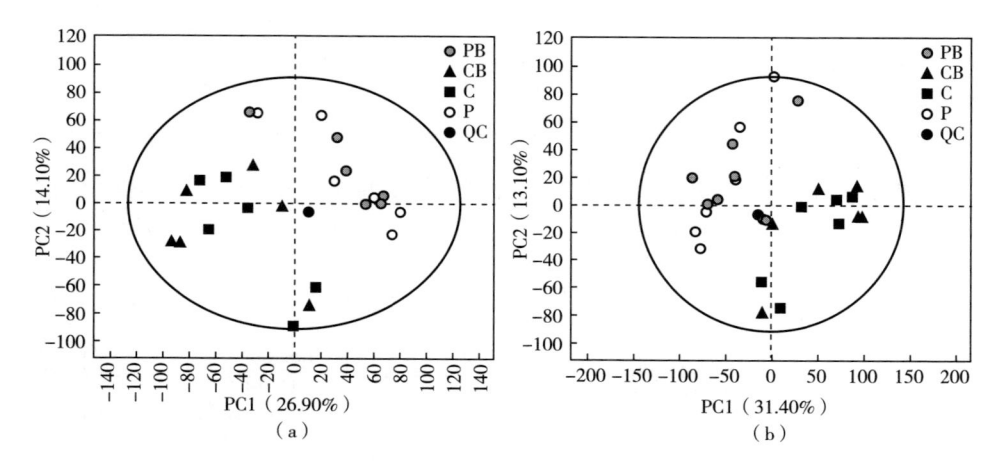

图 4-8　各组小鼠结肠内容物的 PCA 得分图

注　图（a）为正离子，图（b）为负离子。

由图 4-8 可知，无论正离子还是负离子模式下，正常饮食组小鼠（C、CB 组）与高脂饮食组小鼠（P、PB 组）样本之间存在明显的分离趋势，说明高脂饮食会影响小鼠结肠中物质的变化。

对比 C 组与 CB 组样本之间和 P 组与 PB 组之间，各组组内离散程度较大，组间有交叉，差异不明显。这可能是因为对数据有影响的因素较多，即不仅仅是本实验所设置的因素（燕麦麸皮），还有小鼠个体差异、仪器设备的稳定性等外在因素，导致数据存在欠拟合的现象，因此需要使用 PLS-DA 统计方法继续进行分析，进而忽略组内的随机差异，突出组间系统差异。

由图 4-9（a）和（c）可知，无论是正离子模式下还是负离子模式下，C

组与 P 组样本之间均没有交叉现象，分离程度较好。C 组和 CB 组样本之间存在重叠现象；P 组与 PB 组样本之间没有出现交叉、重叠的现象，且 PB 组向 CB 组靠近。说明燕麦麸皮超微粉对高脂饮食小鼠结肠中代谢物影响显著，但对正常饮食小鼠的代谢物影响较小。置换检验图是用于推测模型是否可靠，而置换检验评价的标准主要是看 Q^2 回归线与 Y 轴的截距，当截距小于 0.05，表明模型稳健可靠。由图（b）和（d）可知，正离子模式下，Q^2 为 −0.2134 < 0.05；负离子模式下 Q^2 为 −0.2002 < 0.05。说明无论在哪种离子模式下，均证明模型稳健可靠，未发生过拟合。

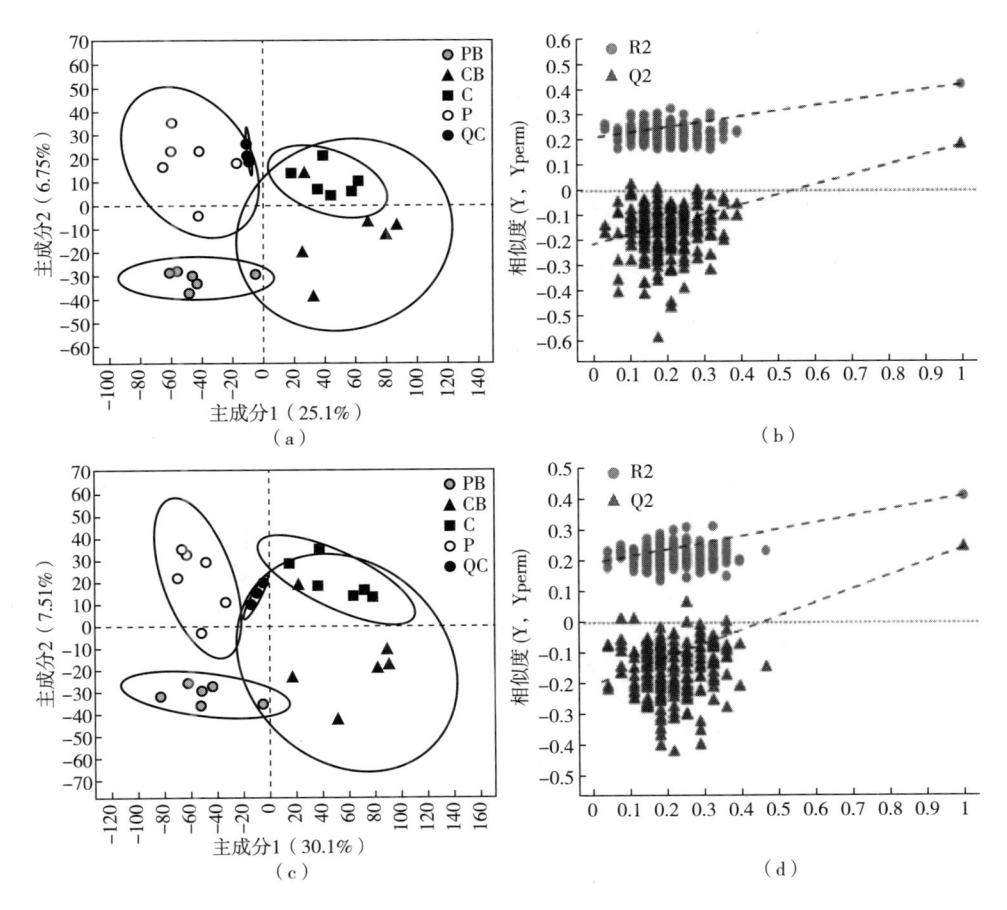

图 4-9 各组小鼠结肠内容物的 PLS-DA 得分图和置换检验图

注　(a)、(b) 分别为正离子 PLS-DA 得分图和置换检验图；
　　(c)、(d) 为负离子 PLS-DA 得分图和置换检验图。

4.4.4 OPLS-DA 分析

正交偏最小二乘判别分析（orthogonal partial least squares discriminant analysis，OPLS-DA）是 PLS-DA 的衍生算法。OPLS-DA 可以更好地区分组间差异，提高模型的有效性和解析能力。P vs C、CB vs C 和 PB vs P 之间的 OPLS-DA 模型得分图和置换检验图分别见图 4-10~图 4-12。

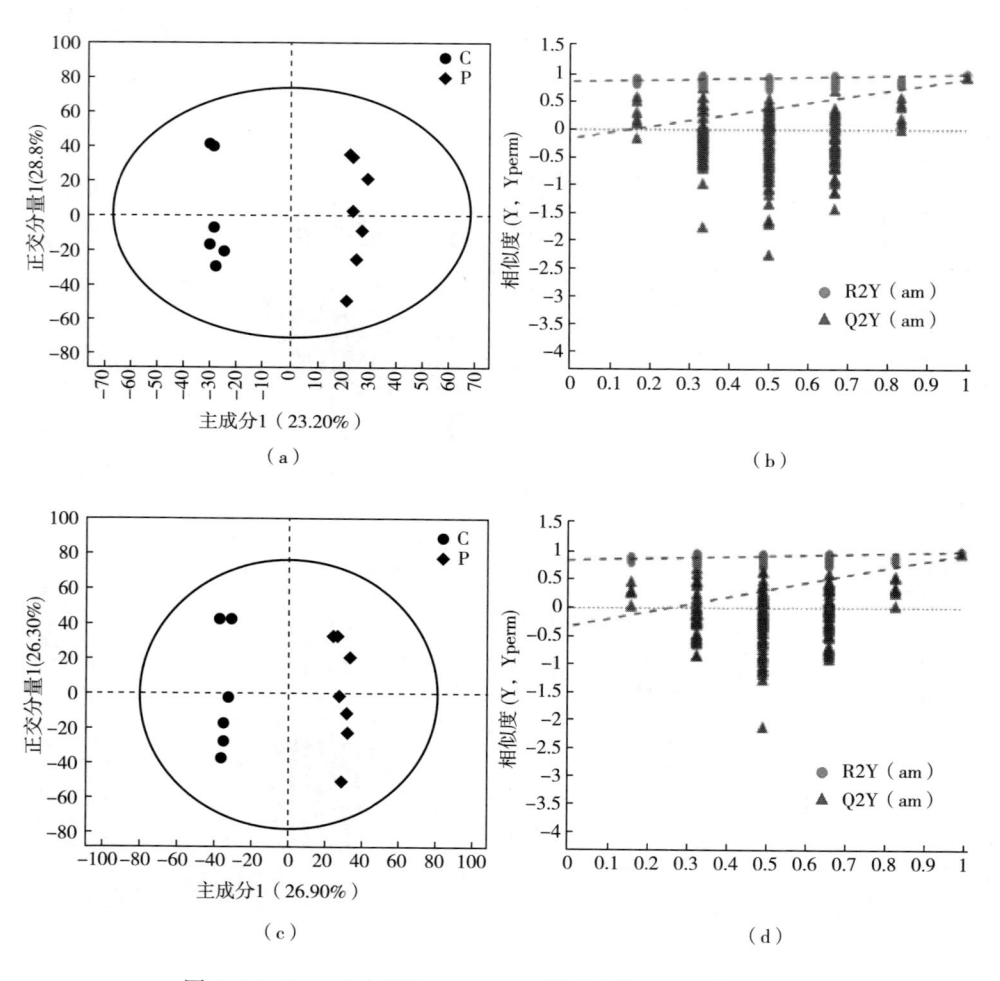

图 4-10　P vs C 之间的 OPLS-DA 模型得分图和置换检验图

注　(a)、(b) 分别为正离子 OPLS-DA 得分图和置换检验图；
　　(c)、(d) 为负离子 OPLS-DA 得分图和置换检验图。

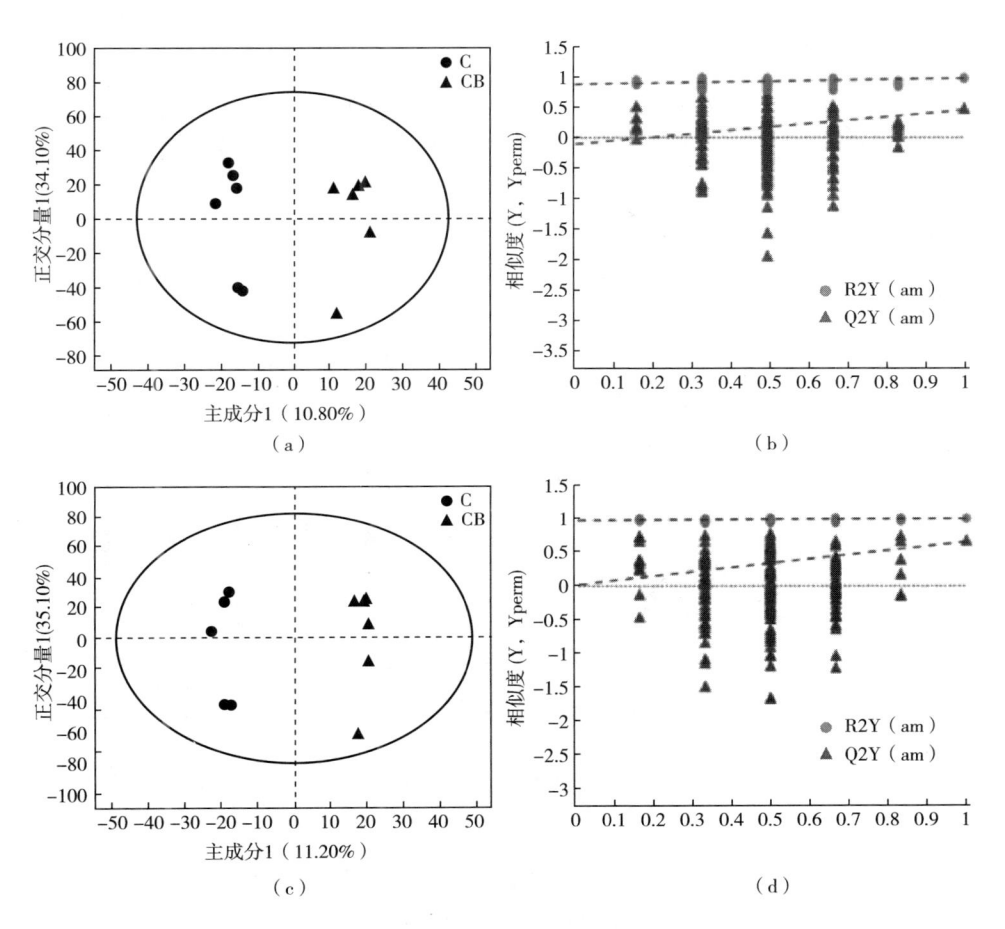

图 4-11　CB vs C 之间的 OPLS-DA 模型得分图和置换检验图

注　（a）、（b）分别为正离子 OPLS-DA 得分图和置换检验图；
　　（c）、（d）为负离子 OPLS-DA 得分图和置换检验图。

由图 4-10~图 4-12 的（a）和图 4-10~图 4-12 的（c）可知，无论是正离子模式下还是负离子模式下，P 组 vs C 组之间、CB vs C 组之间和 PB vs P 之间均存在明显的分离趋势。且由图（b）和图（d）可知，在正离子模式下和负离子模式下的 Q^2 均小于 0.05。说明无论是哪种离子模式下，均证明模型稳健可靠，未发生过拟合。

正、负电离的 OPLS-DA 模型参数列于表 4-5。R^2Y（cum）和 Q^2 这两个指标越接近于 1 时表示模型越稳定可靠，$Q^2>0.5$ 表示模型的预测能力较好，$Q^2<0.5$ 表示模型的预测能力较差。由表可知，无论是正离子模式下还是负离

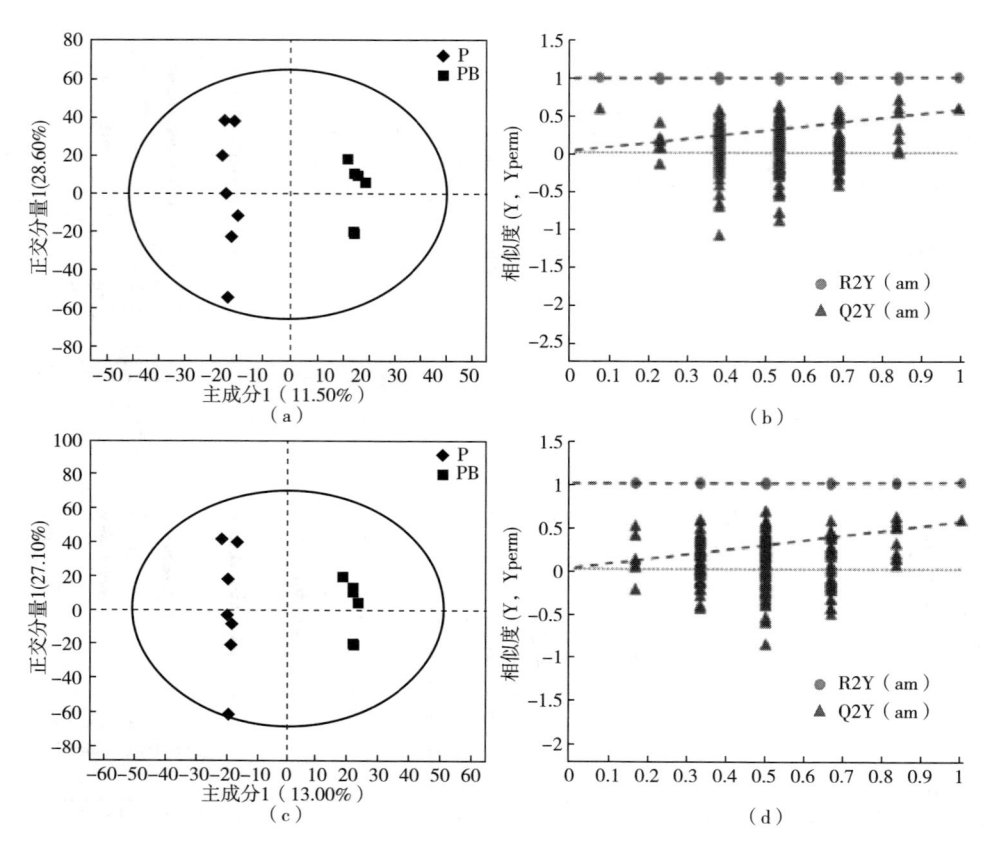

图 4-12 PB vs P 之间的 OPLS-DA 模型得分图和置换检验图

注 (a)、(b) 分别为正离子 OPLS-DA 得分图和置换检验图；
(c)、(d) 为负离子 OPLS-DA 得分图和置换检验图。

子模式下两组之间比较的 R^2Y 累计解释率均超过 0.9，表明至少 90% 的 Y 变量方差可以用这些 OPLS-DA 模型解释。通过 7 次循环交叉验证计算出的 Q^2 表明，各组 OPLS-DA 模型的预测效果良好。尤其是 P vs C 组之间的 R^2Y (cum) 和 Q^2 均接近 1，说明本研究中的高脂饮食诱导肥胖模型，造模成功。另外 PB 与 P 组之间的 $Q^2>0.5$，说明摄入燕麦麸皮超微粉可以成功调节高脂饮食造成的代谢物组成。而 CB vs C 组之间正离子模式下的 $Q^2<0.5$，负离子模式下 $Q^2>0.5$，由此可得燕麦麸皮超微粉对正常饮食有一定的调节作用，但可能需要摄入更多的燕麦麸皮超微粉或摄入时间更长才能使其代谢物差异显著。

表 4-5　OPLS-DA 模型参数表

分组	离子模式	R^2X (cum)	R^2Y (cum)	Q^2 (cum)
P vs C	正离子	0.52	0.993	0.911
	负离子	0.532	0.993	0.931
CB vs C	正离子	0.449	0.971	0.439
	负离子	0.571	0.992	0.636
PB vs P	正离子	0.506	0.992	0.594
	负离子	0.489	0.993	0.663

注　R^2X 和 R^2Y 分别表示所建模型对 X 和 Y 矩阵的解释率，R^2X (cum) 和 R^2Y (cum) 表示累积解释率；Q^2 表示模型的预测能力。

4.4.5　两组之间差异代谢物的筛选和鉴定

根据 OPLS-DA 模型得到的变量权重值分析（variable importance of projection，VIP）进行筛选。其中 VIP>1、$P<0.05$ 的代谢物作为两组之间的显著差异代谢物。表 4-6 为两组比较分析得出的显著差异代谢物数量。

表 4-6　显著差异代谢物数量

模式	正离子	负离子
总个数	5374（284）	6935（249）
P vs C	2178（124）	2736（129）
CB vs C	640（31）	876（40）
PB vs C	1943（100）	2492（96）
CB vs P	2354（122）	2982（129）
PB vs P	840（48）	1068（38）
PB vs CB	1943（106）	2472（101）

注　括号中的数字代表鉴定到的有名称的差异代谢物数量。

由表 4-6 可知，在正离子模式下，共鉴定出 284 种显著差异代谢物，在负离子模式下，共鉴定出 249 种显著差异代谢物。与 C 组相比，P 组中正离子模式下有 124 种显著差异代谢物，负离子模式下有 129 种；CB 组中正离子模式下有 31 种显著差异代谢物，负离子模式下有 40 种；PB 组中正离子模式下有 100 种显著差异代谢物，负离子模式下有 96 种。与 P 组相比，CB 组中正离子模式下有 122 种显著差异代谢物，负离子模式下有 129 种；PB 组中正离子模式下有 48 种显著差异代谢物，负离子模式下有 38 种。此外与 CB 组相比，PB 组中正离子模式下有 106 种显著差异代谢物，负离子模式下有 101 种。

表 4-7 为根据 VIP>2、$P<0.05$ 筛选出的 P 组对比 C 组显著差异代谢物。

由表 4-7 可知共筛选鉴定出 253 个显著差异代谢物，包括氨基酸、肽和类似物（amino acids, peptides, and analogues）35 个，脂肪酸及其结合物（fatty acids and conjugates）7 个，甘油磷酸胆碱（glycerophosphocholines）7 个，胆汁酸、醇和衍生物（bile acids, alcohols and derivatives）6 个，甘油磷酸乙醇胺（glycerophosphoethanolamines）6 个，亚油酸及其衍生物（lineolic acids and derivatives）5 个，碳水化合物及其结合物（carbohydrates and carbohydrate conjugates）4 个等。根据归一化处理后的代谢物丰度，发现与 C 组相比，高脂饮食后有 189 个代谢物显著上调（$P<0.05$），64 个代谢物显著下调（$P<0.05$）。

表 4-8 为根据 VIP>1、$P<0.05$ 筛选出的 CB 组对比 C 组显著差异代谢物。

由表可知，共筛选鉴定出 71 个显著差异代谢，包括氨基酸、肽和类似物 6 个，类花生酸（eicosanoids）4 个，碳水化合物及其结合物 3 个，雌二醇类固醇（estrane steroids）2 个，以及维生素 D 及其衍生物（vitamin D and derivatives）2 个等。另外与 C 组相比，摄入燕麦麸皮超微粉后有 29 个显著下调的代谢物（$P<0.05$），42 个显著上调的代谢物（$P<0.05$）。

根据 VIP>1、$P<0.05$ 筛选出的 PB 组对比 P 组显著差异代谢物见表 4-9。

由表 4-8 可知，共筛选鉴定出 86 个显著差异代谢，包括胆汁酸、醇和衍生物（bile acids, alcohols and derivatives）类物质有 6 个，氨基酸、肽和类似物（amino acids, peptides, and analogues）有 6 个，脂肪酸及其结合物（fatty acids and conjugates）有 3 个，维生素 D 及其衍生物（维生素 D 及其衍生物）有 2 个等。根据归一化处理后的代谢物丰度，发现与 P 组相比，摄入燕麦麸皮超微粉后，有 27 个代谢物显著上调（$P<0.05$），62 个代谢物显著下调（$P<0.05$）。

第 4 章 燕麦麸皮超微粉对小鼠肥胖干预作用的评价

表 4-7 P vs C 组之间的显著差异代谢物鉴定（VIP>2）

代谢物名称	化学式	VIP	倍数	P 值	类别	趋势
2-(4-甲氧基苯亚甲基)琥珀酸	$C_{12}H_{12}O_5$	3.109	0.50	0.0000	不可用	上调
2-[(2-氨基-3-甲基丁酰基)氨基]-3-苯基丙酸	$C_{14}H_{20}N_2O_3$	2.814	1.60	0.0008	—	下调
A-[1-(乙氨基)乙基]-对羟基苄醇	$C_{11}H_{17}NO_2$	2.789	1.58	0.0001	—	下调
2,5-二羟基-3-十一烷基环己-1,4-二酮	$C_{17}H_{26}O_4$	2.723	0.60	0.0000	—	上调
施莱彻他汀 3	$C_{29}H_{50}O_3$	2.708	1.28	0.0000	胆汁酸、醇类和衍生物	下调
溶血磷脂酰乙醇胺（0:0/16:1(9Z)）	$C_{21}H_{42}NO_7P$	2.700	0.52	0.0034	甘油磷脂酰乙醇胺	上调
4-O-β-D-葡萄糖醛酸基-L-岩藻糖	$C_{12}H_{20}O_{11}$	2.617	0.75	0.0000	碳水化合物和碳水化合物结合物	上调
可替宁葡萄糖醛酸苷	$C_{16}H_{20}N_2O_7$	2.534	1.42	0.0000	嘧啶核糖核苷酸	下调
8-羟基-11-(羟甲基)-三甲基三环[6.2.1.0]	$C_{15}H_{22}O_3$	2.499	0.76	0.0000	—	上调
次黄嘌呤核苷（肌苷，肌苷）	$C_{10}H_{12}N_4O_5$	2.497	0.76	0.0000	不可用	上调
3α,7α-二羟基胆甾烷酸	$C_{27}H_{46}O_4$	2.413	0.76	0.0004	胆汁酸、醇和衍生物	上调
两栖碱 H（Amphibine H）	$C_{33}H_{43}N_5O_6$	2.411	0.68	0.0455	氨基酸、肽和类似物	上调
MG (18:1(9Z)/0:0/0:0)[rac]（单酰甘油，18:1(9Z)/0:0/0:0，外消旋体）	$C_{21}H_{40}O_4$	2.395	0.70	0.0006	—	上调
二羟基维生素 D	$C_{28}H_{44}O_2$	2.354	1.21	0.0000	—	下调
CL (10:0/10:0/10:0/14:0)	$C_{53}H_{102}O_{17}P_2$	2.340	0.64	0.0170	甘油磷脂酰甘油磷酸甘油醇	上调
MG (18:2(9Z,12Z)/0:0/0:0)[外消旋体]	$C_{21}H_{38}O_4$	2.315	0.67	0.0047	—	上调

续表

代谢物名称	化学式	VIP	倍数	P 值	类别	趋势
茉莉酸甲酯	$C_{13}H_{20}O_3$	2.295	1.28	0.0005	亚油酸及其衍生物	下调
1-亚油酰甘油磷酰胆碱	$C_{27}H_{53}NO_7P$	2.291	1.25	0.0001	甘油磷酰胆碱	下调
13′-羟基-γ-生育三烯酚	$C_{28}H_{42}O_3$	2.247	0.77	0.0000	醌类和对苯二酚脂类	上调
卡波西苷 A	$C_{33}H_{58}O_{15}$	2.217	0.65	0.0007	糖基甘油	上调
(S)-3-甲硫基己基己酸酯	$C_{13}H_{26}O_2S$	2.191	0.70	0.0002	脂肪酸酯	上调
L-溶血磷脂酰丝氨酸	$C_{24}H_{48}NO_9P$	2.141	0.73	0.0007	—	上调
雌酮-3-硫酸盐	$C_{18}H_{22}O_5S$	2.137	0.69	0.0012	硫酸化类固醇	下调
(24E)-3-氧杂洛诺斯塔-8,24-二烯-21,26-二酸	$C_{30}H_{44}O_5$	2.135	1.21	0.0006	—	上调
鸟苷	$C_{10}H_{13}N_5O_5$	2.132	0.81	0.0000	不可用	上调
33-脱氧-33-羟基过氧呋喃黄酮	$C_{35}H_{52}O_6$	2.123	1.29	0.0000	单萜类	下调
茉莉酸	$C_{12}H_{18}O_3$	2.077	1.18	0.0000	亚油酸及其衍生物	下调
乙酰丙酮	$C_{25}H_{46}O_2$	2.044	1.39	0.0005	羰基化合物	下调
15-脱氧-δ-12,14-前列腺素 J2	$C_{20}H_{28}O_3$	2.036	0.80	0.0000	二十烷类	上调

第4章 燕麦麸皮超微粉对小鼠肥胖干预作用的评价

表4-8 CB vs C 组之间的显著差异代谢物鉴定

代谢物	公式	VIP	倍数	P值	类别	趋势
16b-羟基司坦唑醇	$C_{21}H_{32}N_2O_2$	4.516	1.51	0.0034	雄烷类固醇	上调
13,14-二氢-15-酮-PGE2	$C_{20}H_{32}O_5$	4.295	1.49	0.0242	二十烷类	上调
甘氨酰-酪氨酰-丙氨酸	$C_{14}H_{19}N_3O_5$	3.830	0.66	0.0063	—	下调
2,5-二羟基-3-十一烷基环己二烯-1,4-二酮	$C_{17}H_{26}O_4$	3.452	1.42	0.0011	—	上调
2-氨基-4-{[1-[(羧甲基)-C-羟基碳亚氨基]-2-{[1-(6,7-二甲氧基-2H-1,3-苯并二氧环-5-基)-1,3-二羟基丙烷-2-基}乙基)亚氨基}-C-羟基碳亚氨基)丁酸	$C_{22}H_{31}N_3O_{12}S$	3.218	0.79	0.0033	氨基酸、肽和类似物	下调
前列腺素D2甲酯	$C_{21}H_{34}O_5$	3.122	1.31	0.0458	—	上调
Hetisine	$C_{20}H_{27}NO_3$	3.048	0.77	0.0063	—	下调
1,5,16-三羟基-26-酮基-6,7:22,26-二环氧麦角甾-24-烯-3-基-己糖苷	$C_{34}H_{52}O_{12}$	3.021	0.77	0.0081	—	下调
ω-羟基非那西汀	$C_{22}H_{34}N_2O_3$	2.847	1.15	0.0001	雄烷类固醇	上调
N1,N12-二乙酰精脒	$C_{14}H_{30}N_4O_2$	2.837	0.86	0.0293	羧酰亚胺酸	下调
罗塞利酸	$C_{17}H_{32}O_4$	2.782	1.13	0.0000	—	上调
2,3-双脱氧腺苷	$C_{10}H_{13}N_5O_2$	2.703	0.88	0.0178	—	下调
原卟啉IX	$C_{34}H_{34}N_4O_4$	2.588	0.88	0.0002	卟啉	下调
5-氨基-3-[(2E)-2-(3,5-二甲基-2-氧代环己亚基)乙基]-5-氧代戊酸	$C_{15}H_{23}NO_4$	2.482	0.88	0.0320	—	下调

续表

代谢物	公式	VIP	倍数	P值	类别	趋势
1-Mar	$C_{22}H_{32}O_4$	2.416	1.13	0.0263	—	上调
甲草胺-吗啉酮	$C_{14}H_{19}NO_2$	2.363	0.75	0.0464	—	下调
半脂苷A	$C_{16}H_{20}N_2O_6$	2.342	0.89	0.0025	碳水化合物和碳水化合物结合物	下调
雌二醇	$C_{18}H_{24}O_2$	2.277	1.14	0.0376	雌烷类固醇	上调
(3β,17α,23S)-17,23-环氧-3,28,29-三羟基-27-去甲羊毛甾-8-烯-24-酮	$C_{29}H_{46}O_5$	2.268	1.12	0.0298	二萜类	上调
MJDBOTE0001112	$C_{21}H_{28}O_5$	2.198	0.91	0.0024	—	下调
玫瑰苷	$C_{19}H_{30}O_8$	2.132	0.92	0.0071	—	下调
(-)-留胆碱	$C_{33}H_{46}N_4O_6$	2.058	1.08	0.0098	胆红素	上调
MJAW00399	$C_{10}H_{16}N_2O_2$	2.036	0.92	0.0161	—	下调
(4E,6E)-2-(3-羟甲基)-3-(3-甲氧基-3-氧代丙基)癸-4,6-二烯酸	$C_{15}H_{24}O_5$	2.006	1.08	0.0331	—	上调
L-高精氨酸	$C_7H_{16}N_4O_2$	1.951	0.92	0.0162	氨基酸、肽和类似物	下调
谷氨酰组氨酸	$C_{11}H_{17}N_5O_4$	1.948	0.87	0.0441	氨基酸、肽和类似物	下调
N-乙酰-D-苯丙氨酸	$C_{11}H_{13}NO_3$	1.923	0.88	0.0233	—	上调
莶基尔金	$C_{19}H_{27}NO_6$	1.813	0.93	0.0423	—	下调
薄荷醇(-)	$C_{10}H_{20}O$	1.786	0.95	0.0227	—	下调
Corey PG-内酯二醇	$C_{15}H_{24}O_4$	1.762	1.08	0.0076	—	上调

续表

代谢物	公式	VIP	倍数	P值	类别	趋势
6-(2,4-二羟基-3,5-二甲基己基)-4-羟基-3-甲基吡喃-2-酮	$C_{14}H_{22}O_5$	1.760	1.05	0.0188	—	上调
1-(3,5-二羟基苯基)-12-羟基十三烷-2-酮	$C_{19}H_{30}O_4$	1.673	1.06	0.0078	—	上调
9S-羟基-12R,13S-环氧-10E,15Z-十八碳二烯酸	$C_{18}H_{30}O_4$	1.666	1.04	0.0000	—	上调
4-O-β-D-葡萄糖吡喃糖基-L-岩藻糖	$C_{12}H_{20}O_{11}$	1.531	1.07	0.0446	碳水化合物和碳水化合物结合物	上调
(6E)-2,6,10-三甲基十二碳-6,11-二烯-2,3,10-三醇	$C_{15}H_{28}O_3$	1.518	1.08	0.0418	—	上调
安德罗格拉酚	$C_{20}H_{30}O_5$	1.504	1.06	0.0434	—	上调
甘油磷胆碱	$C_8H_{20}NO_6P$	1.495	0.96	0.0458	甘油磷胆碱	下调
隐品碱	$C_{21}H_{23}NO_5$	1.481	0.94	0.0283	—	下调
前列腺素 E2	$C_{20}H_{32}O_5$	1.466	1.04	0.0078	二十烷类	上调
创伤性酸	$C_{12}H_{20}O_4$	1.464	1.05	0.0467	脂肪酸和结合物	上调
酪胺硫酸盐	$C_8H_{11}NO_4S$	1.462	1.06	0.0444	芳基硫酸盐	上调
诺尔胆酚	$C_{23}H_{38}O_5$	1.429	1.03	0.0038	—	上调
舒尔胆酸	$C_8H_{11}NO_5S$	1.424	1.06	0.0358	—	上调
8-异前列腺素 A1	$C_{20}H_{32}O_4$	1.416	1.04	0.0150	二十烷类	上调
2-(乙酰氨基)-1,5-脱水-2-脱氧-3-O-β-D-半乳吡喃糖基-D-阿拉伯糖基己-1-烯醇	$C_{14}H_{23}NO_{10}$	1.395	1.06	0.0403	碳水化合物和碳水化合物结合物	上调
维生素 D_2	$C_{28}H_{44}O$	1.373	0.97	0.0423	维生素 D 和衍生物	下调

续表

代谢物	公式	VIP	倍数	P值	类别	趋势
3a,6b,7b,12a-四羟基-5b-胆甾酸	$C_{24}H_{40}O_6$	1.371	1.03	0.0002	糖鞘脂	下调
(5S,6Z,8E,10E,12R,14Z)-5,12,20-三羟基二十碳-6,8,10,14-四烯酸	$C_{20}H_{32}O_5$	1.370	1.04	0.0105	二十烷类	上调
C11-拉斯	$C_{17}H_{28}O_3S$	1.355	0.96	0.0351	—	下调
4,8,11,14-二十碳三烯酸	$C_{20}H_{24}O_2$	1.345	1.04	0.0319	—	上调
4-异维甲酸酮	$C_{20}H_{26}O_3$	1.341	1.04	0.0318	—	上调
5-{8(Z),11(Z)-十五碳二烯基}-间苯二酚	$C_{21}H_{32}O_2$	1.326	1.05	0.0415	—	上调
弗兰古拉宁	$C_{28}H_{44}N_4O_4$	1.304	1.03	0.0039	氨基酸、肽和类似物	上调
3-甲基二氧吲哚	$C_9H_9NO_2$	1.299	1.04	0.0130	吲哚类	上调
巨裂面酮	$C_{13}H_{18}O$	1.292	1.03	0.0084	羰基化合物	上调
2-氨基丁酸	$C_4H_9NO_2$	1.273	0.97	0.0488	氨基酸、肽和类似物	下调
乙酰-L-酪氨酸	$C_{11}H_{13}NO_4$	1.255	0.95	0.0485	氨基酸、肽和类似物	下调
3-氨基-2,3-二氢苯甲酸	$C_7H_9NO_2$	1.230	1.04	0.0447	—	上调
特雷恩	$C_8H_{10}O_3$	1.220	1.04	0.0134	—	上调
原生蛋白A	$C_{27}H_{44}O_5$	1.184	1.03	0.0211	三萜类	上调
奎宁酸	$C_{14}H_{18}O_4$	1.177	1.05	0.0445	不可用	上调
δ-生育酚环状半缩醛胆固醇醇酯	$C_7H_{12}O_6$	1.174	0.97	0.0203	—	下调
10-己基-11,12-二氧杂三环[7.2.1.0^{1,6}]十二烷-2,3-二醇	$C_{16}H_{28}O_4$	1.172	1.03	0.0465	—	下调

续表

代谢物	公式	VIP	倍数	P值	类别	趋势
24,25,26,27-四去甲-23-酮基-羟基维生素 D_3	$C_{23}H_{34}O_3$	1.158	1.03	0.0408	维生素 D 及其衍生物	上调
8-羟基-11-(羟甲基)-1,5,11-三甲基三环 [6.2.1.0]	$C_{15}H_{22}O_3$	1.157	0.96	0.0360	—	下调
2-羟基-4-甲氧基-3,5-双(3-甲基丁-2-烯基)-6-戊基苯甲酸	$C_{23}H_{34}O_4$	1.062	1.02	0.0207	—	下调
8-[3-氧代-2-[(E)-戊-2-烯基]环戊烯-1-基] 辛酸	$C_{18}H_{28}O_3$	1.037	1.03	0.0293	—	上调
3-羟基十二烷二酸	$C_{12}H_{22}O_5$	1.025	1.02	0.0259	中链羟基酸和衍生物	上调
多孔菌酮 F	$C_{28}H_{46}O_5$	1.023	0.98	0.0320	胆汁酸，醇类和衍生物	下调
N-乙酰酪胺	$C_{10}H_{13}NO_2$	1.022	1.02	0.0196	—	上调
3-苯丙基乙酸酯	$C_{11}H_{14}O_2$	1.015	1.02	0.0167	不可用	上调

表 4-9　PB vs P 组之间的显著差异代谢物鉴定

代谢物	公式	VIP	倍数	P 值	类别	趋势
牛磺胆酸 3-硫酸盐	$C_{26}H_{45}NO_{10}S_2$	2.137	1.08	0.02251	胆汁酸，醇和衍生物	下调
异帕特素苷	$C_{21}H_{32}O_7$	1.271	0.96	0.005925	萜糖苷	上调
牛磺胆酸脱氧胆酸盐-3-硫酸盐	$C_{26}H_{45}NO_9S_2$	2.333	1.13	0.02907	胆汁酸，醇和衍生物	上调
多利可利德	$C_{28}H_{46}O_6$	1.583	1.08	0.01483	醇类和多元醇	上调
霍文尼杜根因 B	$C_{32}H_{50}O_7$	1.216	0.95	0.04917	萜类和酯类	上调
33-脱氧-33-羟基过氧萸黄酮	$C_{35}H_{52}O_6$	2.088	1.14	0.003957	单萜类	下调
(2S,2S)-焦谷氨酸甜菜碱	$C_{11}H_{18}N_2O_5$	1.357	1.06	0.03186	氨基酸、肽和类似物	下调
3-羟基-2-(2-羟基丙烷-2-基)-6-(2-甲基丁-3-烯-2-基)-2H,3H,7H-呋喃并 [3,2-g] 色烯-7-酮	$C_{19}H_{22}O_5$	2.835	0.80	0.003678	呋喃香豆素	上调
8-[3-氧代-2-[(E)-戊-2-烯基] 环戊烯-1-基] 辛酸	$C_{18}H_{28}O_3$	1.055	1.03	0.02178	—	上调
2-癸基-3-羟基戊二酸	$C_{15}H_{28}O_5$	2.530	1.61	0.00512	—	上调
双十六烷二酰基甘油 (16:0/18:0)	$C_{46}H_{85}N_3O_{15}P_2$	1.936	1.09	0.006756	CDP-甘油	下调
2-辛酸	$C_8H_{14}O_2$	1.561	0.95	0.01976	脂肪酸和结合物	上调
16-十七炔-1,2,4-三醇	$C_{17}H_{32}O_3$	1.164	1.04	0.02404	—	下调
细胞松弛素 Ppho	$C_{30}H_{41}NO_6$	2.456	1.16	0.01915	不可用	下调
15-脱氧-8-12,14-PGJ2	$C_{20}H_{28}O_3$	1.704	1.07	0.007158	二十烷类	下调
13,14-二氢-15-酮-PGE2	$C_{20}H_{32}O_5$	3.033	0.73	0.04671	二十烷类	上调
20-羟基二十二碳六烯酸	$C_{22}H_{32}O_3$	1.402	1.06	0.02641	脂肪酸和结合物	下调

第4章 燕麦麸皮超微粉对小鼠肥胖干预作用的评价

续表

代谢物	公式	VIP	倍数	P值	类别	趋势
泊那斯特龙	$C_{27}H_{44}O_6$	1.446	1.05	0.006235	—	下调
2-(3-羟基环己基)-5-(2-甲基-2-辛基)苯酚	$C_{21}H_{34}O_2$	1.324	1.05	0.0189	—	下调
马祖罗夫斯基	$C_{15}H_{30}O_2$	1.233	1.05	0.01481	—	下调
异脱氧胆酸	$C_{24}H_{40}O_4$	1.627	0.94	0.01388	胆汁酸, 醇和衍生物	上调
O-O-葡糖苷酸罗格列酮	$C_{24}H_{27}N_3O_{10}S$	1.144	0.98	0.007712	碳水化合物和碳水化合物结合物	上调
Pgj2	$C_{20}H_{30}O_4$	1.371	1.06	0.0489	二十烷类	下调
苯莉素异亮氨酸	$C_{22}H_{32}O_8$	2.067	1.11	0.0149	—	下调
ω-羟基非那西汀	$C_{22}H_{34}N_2O_3$	1.697	0.93	0.00438	雄烷类固醇	上调
格芬丁	$C_{22}H_{25}NO_6$	2.417	1.32	0.04726	不可用	下调
芦丁	$C_{15}H_{12}O_4$	1.162	0.97	0.004847	黄烷	上调
2-[4,6-二(2,4-二甲基苯基)-1,3,5-三嗪-2-基]-5-(辛氧基)苯酚	$C_{33}H_{39}N_3O_2$	2.058	1.10	0.0349	不可用	下调
MJDBOTE0001112	$C_{21}H_{28}O_5$	1.858	0.92	0.004854	—	上调
蜂胶酸	$C_{10}H_{18}O_3$	1.346	1.05	0.007129	—	下调
卡波西苷A	$C_{33}H_{58}O_{15}$	2.665	1.28	0.02853	糖基甘油	下调
N-乙酰-D-苯丙氨酸	$C_{11}H_{13}NO_3$	2.182	1.12	0.0007168	—	下调
乙酰-DL-亮氨酸	$C_8H_{15}NO_3$	2.088	1.12	0.002483	氨基酸, 肽和类似物	下调
乙酰-DL-缬氨酸	$C_7H_{13}NO_3$	1.711	1.08	0.004288	—	下调
N-(3-乙酰氨丙基)吡咯烷酮	$C_9H_{16}N_2O_2$	1.448	1.07	0.04645	N-烷基吡咯烷	下调

续表

代谢物	公式	VIP	倍数	P值	类别	趋势
甘氨酰赖氨酸	$C_8H_{17}N_3O_3$	2.191	1.19	0.01212	氨基酸、肽和类似物	下调
(S)-精氨酸嘌呤	$C_{11}H_{18}N_4O_3$	1.651	1.07	0.006693	氨基酸、肽和类似物	下调
腺嘌呤	$C_5H_5N_5$	1.225	1.05	0.01697	嘌呤和嘌呤衍生物	下调
2-氨基十八碳-4-烯-1,3-二醇	$C_{18}H_{37}NO_2$	1.760	1.05	0.01044	—	上调
苯乙醛	C_8H_8O	2.292	0.90	0.03816	不可用	下调
斯特普林 P1	$C_{25}H_{40}N_6O_5$	1.232	1.03	0.006552	—	上调
特伦勃龙	$C_{18}H_{22}O_2$	1.797	0.94	0.02037	—	下调
棕榈酰乙醇胺	$C_{18}H_{37}NO_2$	2.212	1.09	0.0254	羧酸亚胺酸	下调
棕榈酰胺	$C_{16}H_{33}NO$	1.572	1.04	0.005356	脂肪酰胺	下调
(E)-5,8-巨斯蒂格二烯-4-酮	$C_{13}H_{20}O$	1.011	1.02	0.005586	羰基化合物	下调
吲哚-3-乙酰胺	$C_{10}H_{10}N_2O$	2.356	1.12	0.03258	吲哚类	下调
5-苯基-1-戊醇	$C_{11}H_{16}O$	1.046	1.02	0.01835	脂肪醇	下调
月桂异丙醇酰胺	$C_{15}H_{31}NO_2$	1.149	1.03	0.04259	—	下调
C17-鞘胺醇	$C_{17}H_{37}NO_2$	1.796	1.07	0.01546	—	下调
1H-2-苯并吡喃-1-酮,3,4-二氢-6-羟基-8-甲氧基-3-甲基-	$C_{11}H_{12}O_4$	1.489	0.97	0.0009169	—	上调
N,N-二甲基鞘氨醇	$C_{20}H_{41}NO_2$	2.195	1.08	0.001922	胺	下调
棕榈酰胺	$C_{16}H_{31}NO$	1.076	1.02	0.01077	—	上调
3-十烷酸赤藓醇酯	$C_{40}H_{68}O_3$	2.269	1.13	0.03576	三萜类	下调

续表

代谢物	公式	VIP	倍数	P值	类别	趋势
瓦伦西亚橘	$C_{27}H_{40}O_3$	1.578	1.05	0.02991	甾体类化合物	下调
7α-羟基-3-氧代胆甾-4-烯-24-酸	$C_{24}H_{36}O_4$	1.194	1.03	0.04446	胆汁酸、醇和衍生物	下调
L-高瓜氨酸	$C_7H_{15}N_3O_3$	2.182	1.14	0.03002	氨基酸、肽和类似物	下调
科里南胺	$C_{21}H_{26}N_2O_3$	1.877	0.94	0.02033	不可用	上调
6β-羟基洛伐他汀	$C_{24}H_{36}O_6$	1.003	0.99	0.01124	—	上调
邻苯二甲酸二异丁酯	$C_{12}H_{14}O_4$	1.739	0.96	9.71E-05	苯甲酸和衍生物	下调
N,N-二甲基-沙芬醇	$C_{20}H_{43}NO_2$	2.028	1.10	0.006058	胺	下调
(2S,3R)-2-氨基十八烷-1,3-二醇	$C_{18}H_{39}NO_2$	1.828	1.05	0.00137	—	下调
维生素 D2	$C_{28}H_{44}O$	1.848	1.06	0.01756	维生素 D 及其衍生物	下调
钙化素	$C_{27}H_{44}O_2$	2.172	1.14	0.01635	维生素 D 及其衍生物	下调
1α-羟基-26,27-二甲基维生素 D3	$C_{29}H_{48}O_2$	1.244	1.04	0.04101	Stigmastanes 及其衍生物	下调
豆甾三醇	$C_{29}H_{50}O_3$	1.907	1.10	0.04844	—	下调
(2R)-1-(5-羟基-3-甲基吡咙基)-2,5,5,8a-四甲基十氢-2-萘酚	$C_{20}H_{38}O_2$	2.566	1.11	0.004548	—	下调
十七碳酰乙醇胺	$C_{19}H_{39}NO_2$	3.208	1.20	0.0004436	—	下调
24S-羟基-7-脱氢胆固醇	$C_{27}H_{44}O_2$	2.021	1.06	0.00612	—	下调
1-氧代前维生素 D_3	$C_{27}H_{42}O_2$	1.739	1.05	0.01333	—	下调
C16 鞘氨醇	$C_{16}H_{33}NO_2$	1.868	1.07	0.001967	—	下调
5-(羟甲基)-6-(1-羟丙基)-4-甲氧基吡喃-2-酮	$C_{10}H_{14}O_5$	1.639	1.05	0.007641	—	下调

续表

代谢物	公式	VIP	倍数	P 值	类别	趋势
硬脂酰-L-肉碱	$C_{25}H_{49}NO_4$	1.435	1.04	0.01794	脂肪酸酯	下调
3α,7α,12α-三羟基-5β-胆甾-26-醛	$C_{27}H_{46}O_4$	1.787	1.07	0.0295	胆汁酸、醇和衍生物	下调
叶绿醇胺 C	$C_{14}H_{31}NO$	1.078	1.02	0.03577	—	下调
17-十七烷酰基甘油-3-磷酸	$C_{20}H_{41}O_7P$	3.490	1.25	0.02052	甘油磷酸盐	下调
22-天使酰基巴林格托根醇 C	$C_{35}H_{56}O_6$	1.876	0.91	0.03092	三萜类	下调
谷氨酰胺-β-黄素	$C_{14}H_{17}N_3O_7$	1.780	0.91	0.03379	—	上调
N-乙酰酪胺	$C_{10}H_{13}NO_2$	1.264	0.97	0.02325	—	上调
异戊烯腺苷	$C_{15}H_{21}N_5O_4$	1.242	0.96	0.02548	—	上调
4-乙酰氨基-5-[2-(4-羟基苯基)乙氨基]-5-氧代戊酸	$C_{15}H_{20}N_2O_5$	2.374	0.87	0.02782	—	上调
丁腈,2-(β-D-葡萄糖吡喃糖氧基)-2-甲基-	$C_{11}H_{19}NO_6$	2.232	0.90	0.04472	—	下调
Traversianal	$C_{20}H_{28}O_3$	1.479	1.04	0.02324	—	上调
甲基胆碱	$C_8H_{17}NO_2$	1.605	0.96	0.02319	季铵盐	上调
十二烷酸	$C_{12}H_{24}O_2$	1.181	0.98	0.0005838	脂肪酸和结合物	下调
依那普利拉特	$C_{18}H_{24}N_2O_5$	2.564	1.10	0.002713	氨基酸、肽和类似物	下调
硫代石胆酰甘氨酸	$C_{26}H_{43}NO_7S$	2.950	1.16	0.003539	胆汁酸、醇和衍生物	下调

4.4.6 多组比较差异代谢物分析

根据 Kruskal-Wallis 秩和检验筛选出的与肥胖相关的主要差异代谢物如图 4-13 所示。

由图 4-13 可知，P 组中 C16 鞘氨醇（C16 sphinganine）的含量显著高于其他各组（$P<0.05$），摄入燕麦麸皮超微粉后，可明显降低其含量。C16 鞘氨醇是一种上游鞘脂代谢物，用于合成和维持神经酰胺-1-磷酸（ceramide-1-phosphate，C1P）。而 C1P 被证明参与肥胖、糖尿病、自身免疫性疾病和癌症及炎症等疾病的发生。另外有研究表明 C16 鞘氨醇可作为肝细胞损伤的生物标志物，C16 鞘氨醇和鞘氨醇浓度的增加意味着肝细胞凋亡会促使有害的鞘脂代谢。鞘氨醇代谢失衡也可能导致糖尿病相关并发症的产生。

P 组小鼠中 Δ2-THA 的含量显著低于其他各组（$P<0.05$），摄入燕麦麸皮超微粉后，可恢复其含量。有研究表明高血压大鼠肾皮质组织中的 Δ2-THA 的含量显著低于正常组。

2-花生四烯酰甘油（2-arachidonoyl glycerol，2-AG）的含量在各组小鼠中的大小排序为 CB 组>C 组>PB 组>P 组，各组之间存在显著性差异（$P<0.05$）。2-AG 属于内源性大麻素类物质，是 1,2-二酰基甘油的代谢物，与许多生理疾病有关，包括肥胖、代谢综合征、肝脏疾病、疼痛、神经疾病和炎症。2-AG 的含量与脂肪类型存在重要的关系，与单不饱和脂肪和多不饱和脂肪酸存在正相关关系，可能是通过该途径调节肥胖，但具体与哪种脂肪酸存在关系尚不明确。有研究表明富含花生四烯酸的饮食会提高空肠内 2-AG 的含量。

12-酮石胆酸（12-ketolithocholic acid）的含量在各组小鼠中的大小排序为 CB 组>C 组>PB 组>P 组。12-酮石胆酸是胆汁酸代谢过程中的产物，减重手术可提高血液中 12-酮石胆酸的浓度，这可能是因为手术后摄入的食物减少。在饮食中增加牛磺胆酸钠也会使小鼠粪便中 12-酮石胆酸的浓度提高。

7-酮石胆酸（7-ketolithocholic acid）也是胆汁酸代谢过程中的产物。与 P 组相比，在 PB 组中其含量明显较高，并向 C 组靠近。7-酮石胆酸可以在肠道中重吸收进而抑制内源性胆汁酸的产生和胆汁胆固醇的分泌。Zheng 等的研究结果表明高脂饮食会使血液中 7-酮石胆酸的含量升高。在非酒精性脂肪肝患者的血液中 7-酮石胆酸也明显较高，并且发现该物质可能与肝纤维化有关。

而本实验的研究对象是小鼠结肠内容物，膳食纤维可以吸附更多的胆汁酸，因此在肠道中的含量较高。

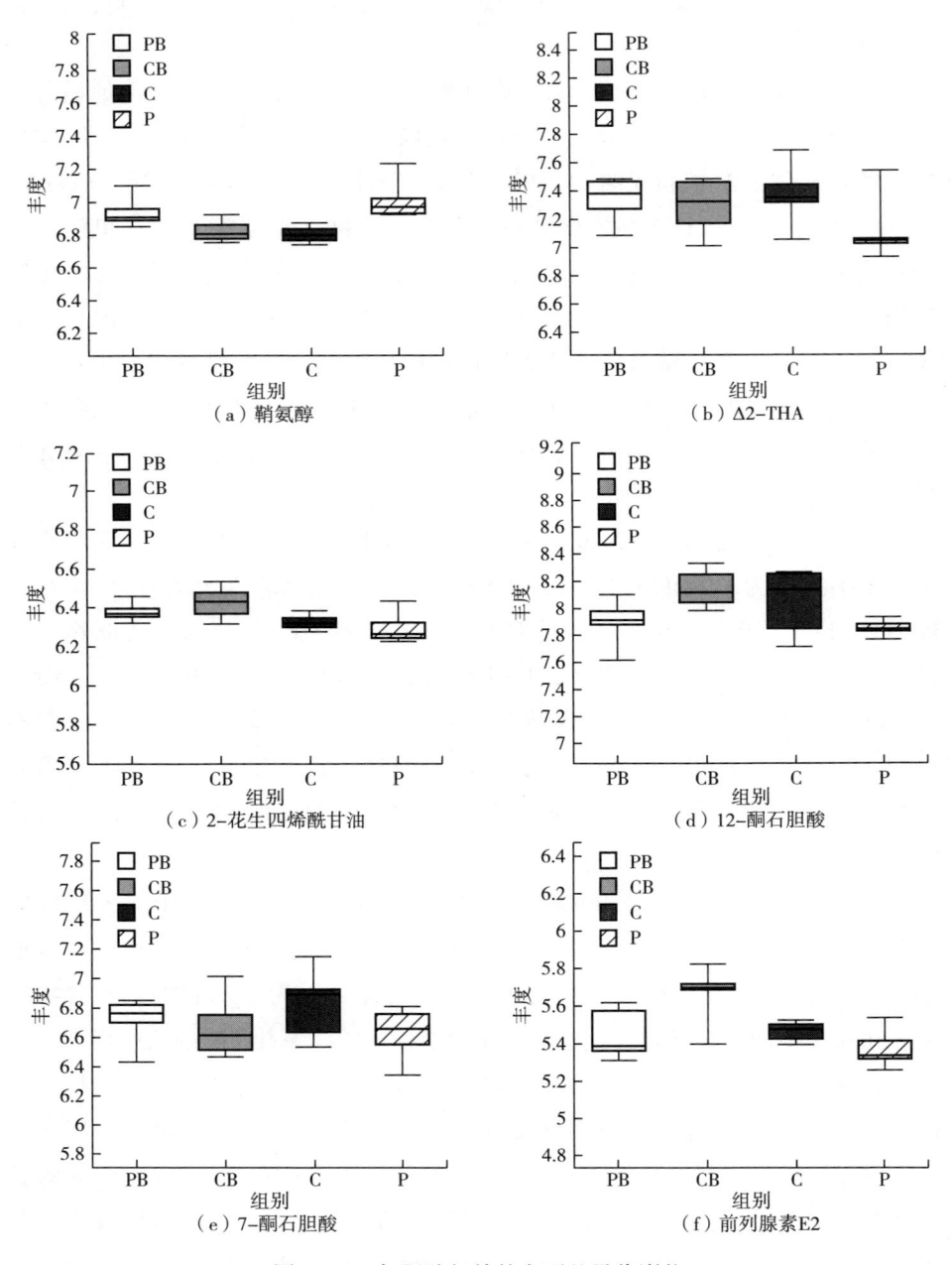

图 4-13 与肥胖相关的主要差异代谢物

前列腺素 E2（prostaglandin E2）的含量在各组小鼠中的大小排序依次为 CB 组>C 组>PB 组>P 组，且各组之间存在显著性差异（$P<0.05$）。多酚可以促进前列腺素 E2 的产生，进而通过 AMPK/NF-kB 信号通路来缓解肥胖患者中的炎症和氧化应激。

4.4.7 KEGG 功能通路和通路富集

根据前面筛选出的两组比较差异代谢物，进一步通过计算筛选出各组的 KEGG 通路富集。CB vs C 组和 PB vs P 组的 KEGG 通路富集分别见图 4-14 (a)、(b)。

由图 4-14 (a) 可知，通过分析 CB vs C 组的 KEGG 通路可得，主要富集通路有 20 条。主要富集在与癌症相关的代谢通路上，其中人乳头瘤病毒感染（human papilloma virus infection）、乳腺癌（breast cancer）和癌症的途径（pathways in cancer）均显著高于其他代谢通路（$P<0.05$）。另外有一部分集中在激素调节的代谢通路如催产素信号通路（oxytocin signaling pathway），以及内分泌代谢通路上，如内分泌抵抗（endocrine resistance）。

由图 4-14 (b) 可知，通过分析 PB vs P 组的 KEGG 通路可得，主要富集通路有 15 条。亚油酸代谢（linoleic acid metabolism）的富集率最高，且显著高于其他通路（$P<0.05$）。其次为鞘脂信号通路（sphingolipid signaling pathway）、灵菌红素生物合成（prodigiosin biosynthesis）、初级胆汁酸生物合成（primary bile acid biosynthesis）、花生四烯酸代谢（arachidonic acid metabolism）、苯丙氨酸代谢（phenylalanine metabolism）和类黄酮生物合成（flavonoid biosynthesis）等代谢通路。其中有 6 条是参与脂代谢的主要通路，包括亚油酸代谢、鞘脂代谢、初级胆汁酸生物合成、苯丙氨酸代谢、花生四烯酸代谢和脂肪酸生物合成。徐如镜等研究发现多花黄精多糖干预肥胖的代谢通路包括亚麻酸代谢、花生四烯酸代谢和甘油磷脂代谢，与本研究结果相似。Xu 等通过血清代谢组学分析得出轻度高胆固醇血症患者在食用燕麦后，有 4 个潜在代谢途径分别是甘油磷脂代谢、丙氨酸、天冬氨酸和谷氨酸代谢、鞘脂代谢和视黄醇代谢。推测燕麦麸皮超微粉调节肥胖的机制与以上富集通路相关。

本研究通过 LC-MS 技术结合多元统计的方法，分析燕麦麸皮超微粉对高脂饮食诱导肥胖小鼠代谢组学的影响，筛选出多种显著差异代谢物。其结果

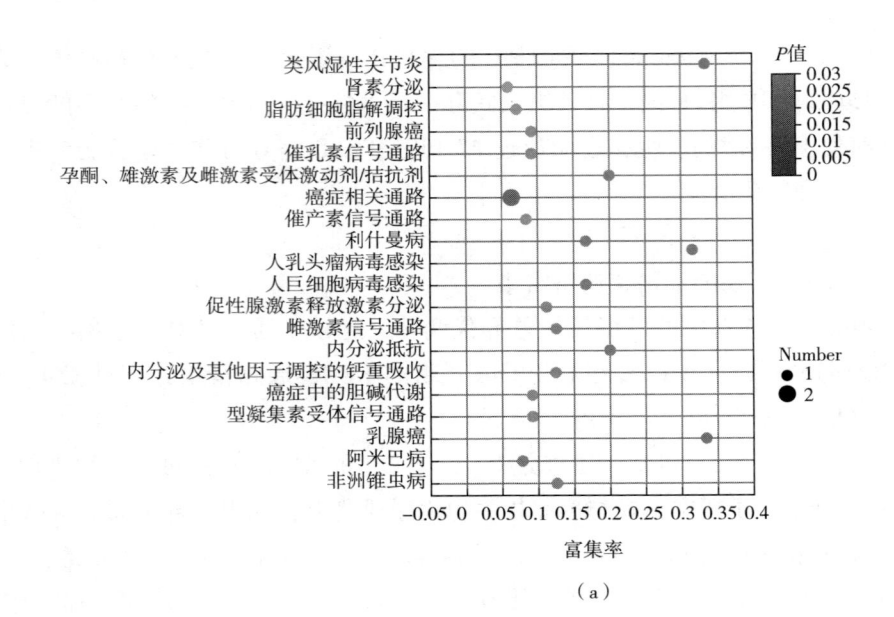

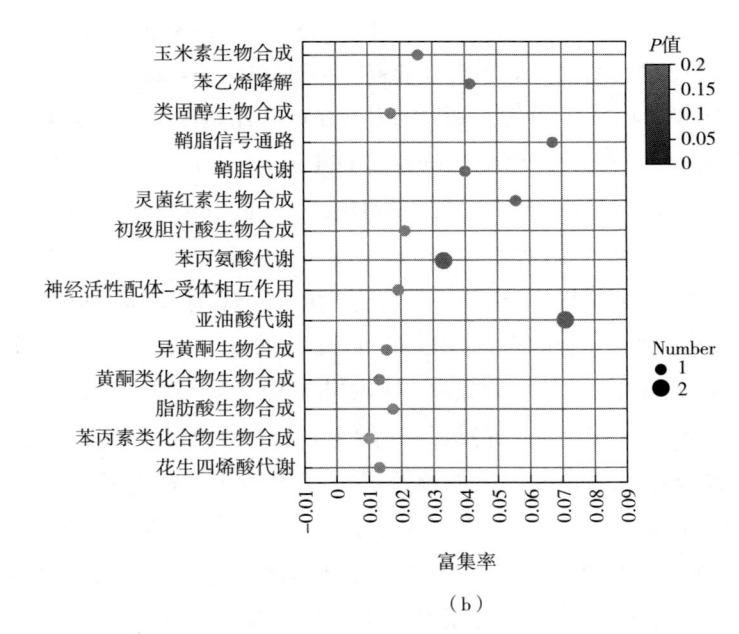

图 4-14　CB vs C 组的 KEGG 通路富集分析图（a）和
PB vs P 组的 KEGG 通路富集分析图（b）

注　图中每一个气泡表示一个 KEGG 通路；横坐标为富集率；纵坐标为 KEGG 通路。图中气泡的大小代表该通路中富集到代谢集中代谢物数量的多少，气泡的颜色表示不同富集显著性 P 值的大小。

表明，燕麦麸皮超微粉可以明显调节饮食，尤其是高脂饮食造成的代谢异常。根据 VIP>1 和 $P<0.05$，从 CB 和 PB 组中分别筛选出 71 个和 86 个显著差异代谢物（$P<0.05$）；并通过多组显著差异代谢物比较筛选出 6 种与肥胖相关的显著差异代谢物：C16 鞘氨醇、Δ2-THA、2-花生四烯酰甘油、12-酮石胆酸、7-酮石胆酸、前列腺素 E2。此外燕麦麸皮超微粉调节脂代谢的通路主要富集在亚油酸代谢、鞘脂代谢、灵菌红素生物合成、初级胆汁酸生物合成和花生四烯酸代谢等通路。

综上，本研究筛选出的差异代谢物参与高脂饮食诱导肥胖的代谢过程，可能是潜在调节肥胖的生物标志物，并进一步深入分析燕麦麸皮超微粉调节肥胖的代谢机制，以期为改善肥胖提供新的研究方向。

4.5 燕麦麸皮超微粉对高脂饮食诱导小鼠肥胖干预机制探讨

脂质摄入量增加、脂质代谢异常和能量消耗减少是肥胖发展的关键，并导致能量过剩。瘦素具有促进脂肪酸氧化并防止脂质在非脂肪组织中积聚的作用。而 AMPK 是瘦素影响脂肪酸代谢的主要介质，在肥胖相关疾病的发生、发展中起着重要作用。增强 AMPK 的表达，可促进分解代谢的途径，如糖代谢、自噬和脂质氧化分解，而弱化 AMPK 的表达，可促进合成代谢的途径，如脂肪合成、糖异生、糖原储存以及蛋白合成。具体来说 AMPK 通过诱导抑制磷酸化的两个靶点来抑制脂肪酸合酶（FAS）：①乙酰辅酶 A 羧化酶 1（ACC1），它通过将乙酰辅酶 A 转化为丙二酰辅酶 A 来催化脂肪合成的限速过程；②甾醇调节元件结合蛋白 1c（SREBP1c），一种促进多种产脂酶（如 ACC1 和 FAS）表达的转录因子。SDF 饮食通过激活肠上皮 AMPK，降低能量摄入、体重增加、肠道 pH、血脂和胆固醇水平，促进 SCFAs 产生。植物乳杆菌 S58 和无壳大麦 β-葡聚糖通过促进 AMPK 的表达，降低过氧化物酶增殖物激活变体 γ（peroxisome proliferator-activated receptor γ，PPARγ）、SREBP1c、FAS 和 LPL 的表达，进而调节高脂饮食小鼠的脂质积累来改善高脂饮食小鼠的脂质积累。说明肠道微生物可能是通过激活 AMPK 信号通路调节脂质代谢。且非靶向代谢组学结果表明有多个显著差异代谢物涉及 AMPK 信号通路，如前列腺素 E2。肝脏是脂肪代谢和胆固醇代谢的关键场所，因此本研究利用小鼠肝脏作为研究对象进行分析。

前期实验结果证明了燕麦麸皮超微粉对高脂饮食诱导肥胖小鼠的肠道微生物具有调节作用，且在非靶向代谢组学的研究下，发现燕麦麸皮超微粉可以调控多条代谢通路，进而改善肥胖。然而，对遗传、环境、肠道微生物群和肥胖之间复杂的相互作用仍然知之甚少，它们之间是否存在相互影响，需要进一步深入的研究。因此本研究利用双抗体夹心酶联免疫吸附法测定肝脏中脂代谢相关酶的活性，并利用斯皮尔曼（Spearman）算法分析脂代谢酶与显著差异代谢物之间、肠道微生物与显著差异代谢物之间的相关关系，探讨燕麦麸皮超微粉对高脂饮食诱导肥胖小鼠脂代谢的影响机制，以期为燕麦麸皮超微粉改善肥胖提供新思路。

4.5.1 燕麦麸皮超微粉对高脂饮食诱导小鼠脂代谢相关酶活性的影响

燕麦麸皮超微粉对各组小鼠肝脏中 AMPK 信号通路上脂代谢相关酶活性的影响如图 4-15 所示。

由图 4-15（a）可知，与 C 组相比，PB 组和 Y 组小鼠肝脏中 AMPK 的活性相差不大，且无显著性差异（$P>0.05$）。P 组小鼠肝脏中 AMPK 的活性显著较低，说明高脂饮食会抑制 AMPK 的活性，而摄入燕麦麸皮超微粉后，可明显增强 AMPK 的酶活，并且可以恢复到正常饮食的状态。由图 4-15（b）、(c) 可知，P 组小鼠肝脏中 ACC1 和 FAS 的活性显著高于其他各组（$P<0.05$），C 组、PB 组以及 Y 组中 ACC1 活性之间无显著性差异（$P>0.05$），而 C 组与 PB 组、Y 组相比，FAS 的活性显著较低（$P<0.05$）。由图 4-15（d）可知，各组小鼠肝脏中 LPL 的活性从大到小依次为 C 组>CB 组>PB 组>Y 组>P 组，其中 C 组显著高于其他各组（$P<0.05$）。由图 4-15（e）可知，各组小鼠肝脏中 SREBPs 的活性从大到小依次为 P 组>C 组>PB 组>Y 组>CB 组，其中 P 组显著高于其他各组（$P<0.05$）。

AMPK 是一种重要的能量敏感开关，可以抑制脂肪酸、胆固醇和甘油三酯合成，促进脂肪摄取和 β-氧化。ACC1、FAS、LPL 和 SREBPs 是 AMPK 信号通路的下游信号因子，ACC1 是脂肪酸合成的限速酶，FAS 是脂肪酸合酶，SREBPs 是合成胆固醇和不饱和脂肪酸的关键调控因子，LPL 是一种蛋白水解酶，是脂代谢途径中的关键酶。黄酮类化合物通过多种机制发挥显著的抗氧

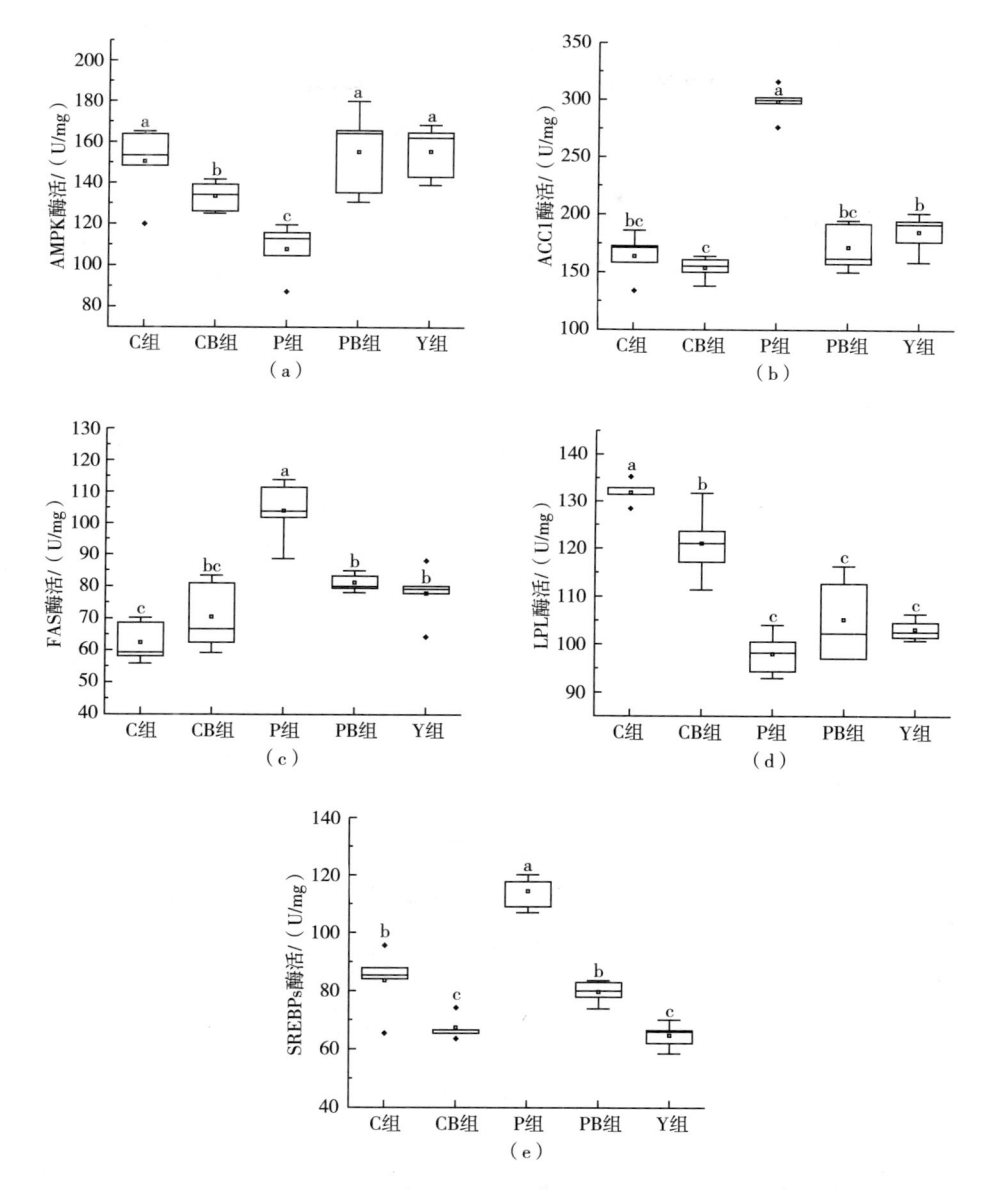

图 4-15 燕麦麸皮超微粉对小鼠肝脏中 AMPK（a）、ACC1（b）、
FAS（c）、LPL（d）和 SREBPs（e）酶活性的影响

化和抗炎作用。除了在食物摄入调节和营养吸收中的作用外，越来越多的证据支持类黄酮增加脂联素和 AMPK 的激活，对抗 NF-κB 和诱导型一氧化氮合酶（iNOS）信号通路，从而减少与肥胖相关的氧化损伤和炎症。表没食子儿

茶素是绿茶中含量最丰富的儿茶素，它可以通过激活 AMPK 的活性，抑制 ACC1 和 FAS 的表达，进而降低脂肪的堆积。葡萄糖、脂肪和氨基酸三种主要营养物质的积累也可抑制 AMPK 活性，并导致胰岛素抵抗。

4.5.2 脂代谢相关酶与肠道微生物的相关性分析

脂代谢相关酶与丰度前 50 的肠道微生物之间的相关性热图如图 4-16 所示。

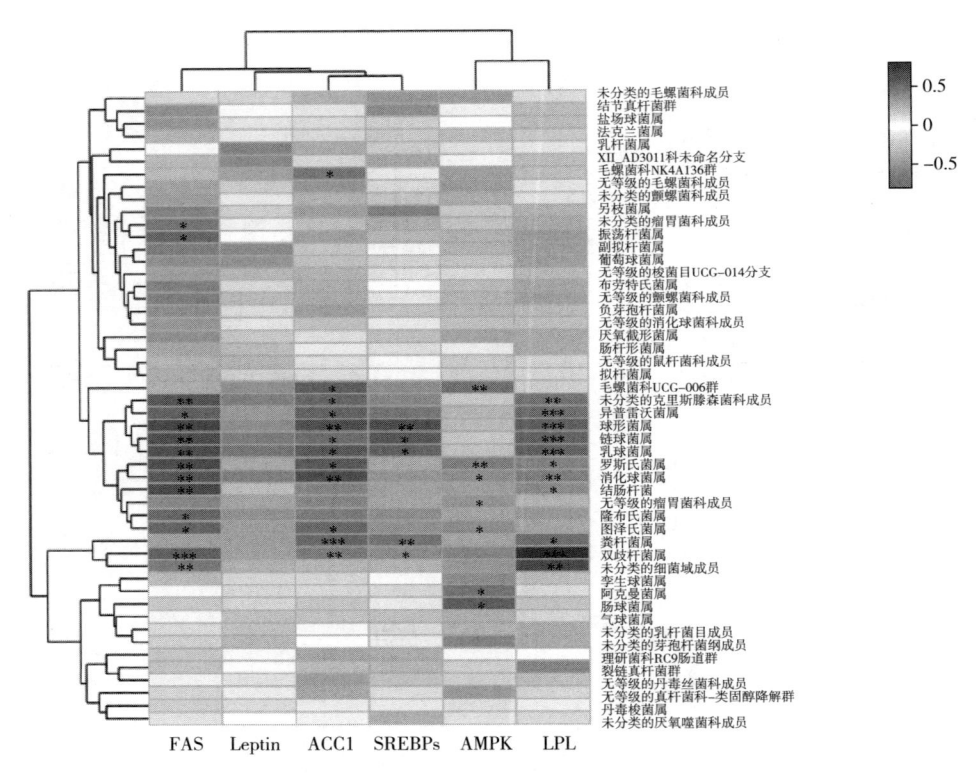

图 4-16 脂代谢相关酶与肠道微生物（Top 50）的相关性热图

注 * 表示 $P<0.05$，** 表示 $P<0.01$，*** 表示 $P<0.001$，颜色代表相关性数值。

由图可知，脂代谢相关酶与某些肠道微生物之间存在显著相关关系。FAS、ACC1、SREBPs 和 LPL 与格鲁比卡氏菌属（*Globicatella*）、链球菌属和乳球菌属之间均存在显著相关关系。AMPK 与毛螺菌_UCG-006、罗氏菌属、消化球菌属（*Peptococcus*）、未明确的瘤胃球菌科、图泽氏菌属（*Tuzzerella*）

之间存在显著负相关关系（$P<0.05$），与 Akk 菌、肠球菌属之间存在显著正相关关系（$P<0.05$）。

乳球菌属与 FAS、ACC1 和 SREBPs 之间呈显著正相关关系（$P<0.05$），与 LPL 之间呈极显著负相关关系（$P<0.001$）。双歧杆菌属与 LPL 之间呈极显著正相关关系（$P<0.001$），FAS 之间呈极显著负相关关系（$P<0.001$），与 ACC1 和 SREBPs 之间呈显著负相关关系（$P<0.05$）。罗氏菌属和消化球菌属与 ACC1 和 FAS 之间呈显著正相关关系（$P<0.01$），与 AMPK 和 LPL 之间呈显著负相关关系（$P<0.05$）。

肠道微生物群可以通过抑制 AMPK 和禁食诱导脂酶因子（Fiaf）来降低肝脏脂肪酸氧化，从而导致脂肪积累增加。细菌抑制肝脏和骨骼肌中 Fiaf 和 AMPK 的表达，导致富含碳水化合物和脂肪的饮食使体重增加。有研究表明食用格氏乳杆菌 SBT 2055 可抑制脂肪生成基因的上调，包括 ACC1、FAS 和 SREBP1。白沙蒿多糖干预肥胖的途径与 AMPK 信号通路相关，可下调 ACC1、FAS、SREBP1c 和 PPARγ 等相关基因来调节肝脏脂质代谢，并且研究发现内脏臭杆菌与 TC 之间存在显著正相关关系，布劳特氏菌属与 TG 之间存在显著负相关关系。Ley 等通过 16S rRNA 基因测序发现，在瘦素缺陷肥胖小鼠模型中，拟杆菌门的丰度较低，而厚壁菌门的水平显著增加。

4.5.3 脂代谢相关酶与差异代谢物的相关性分析

脂代谢相关酶与丰度前 30 的差异代谢物之间的相关性热图如图 4-17 所示。

由图可知，脂代谢相关酶与差异代谢物之间存在显著相关关系。AMPK 与 D-哌可酸（D-pipecolic acid）呈显著相关（$P<0.01$），与 2-羟基肉桂酸（2-hydroxycinnamic acid）和 C16 鞘氨醇之间呈显著负相关（$P<0.05$）。

ACC1 与 14 种代谢物之间存在显著正相关关系，尤其与 C16 鞘氨醇、L-脯氨酸（L-proline）、L-异亮氨酸（L-isoleucine）、2-羟基肉桂酸、D-哌可酸之间呈极显著正相关（$P<0.001$），与 8 种代谢物之间存在显著负相关关系，尤其与 12-酮石胆酸之间呈极显著负相关（$P<0.001$）。

FAS 与 15 种代谢物之间呈显著正相关关系，与 5 种代谢物之间呈显著负相关关系。LPL 与 8 种代谢物之间呈正相关，与 16 种代谢物之间呈显著负相关。其中 FAS 与 C16 鞘氨醇、次黄嘌呤（hypoxanthine）、磷脂酰胆碱 16∶0（phosphatidylcholine lyso 16∶0）等代谢物之间呈极显著正相关（$P<0.001$），而 LPL 与上述这些代谢物之间的关系正好相反，与之呈极显著负相关（$P<0.001$）。

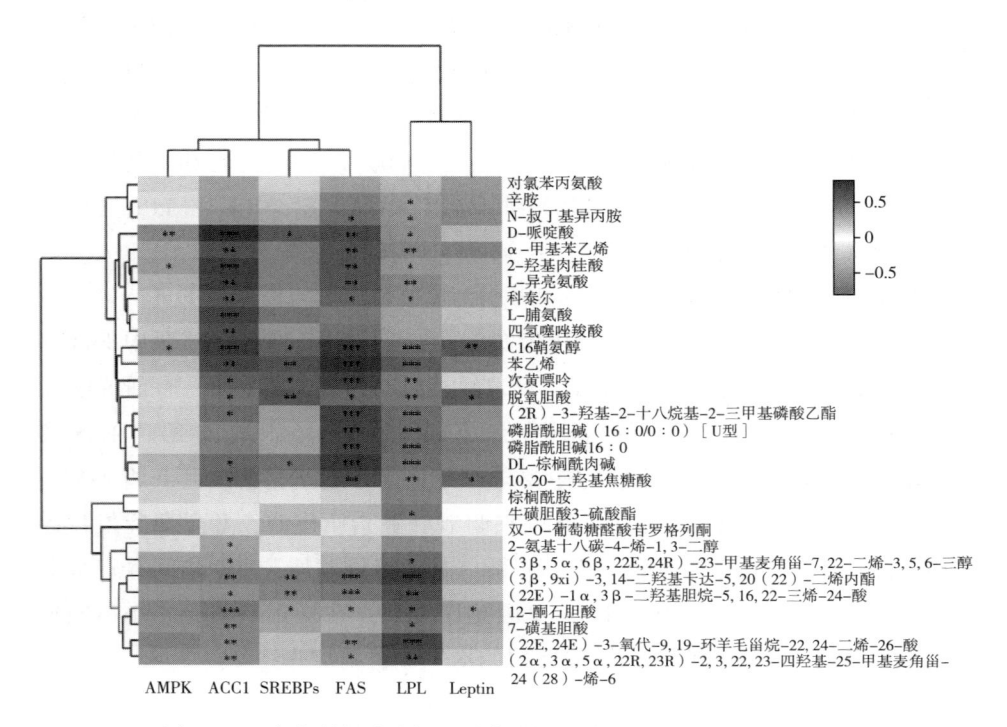

图 4-17　脂代谢相关酶与差异代谢物（前 30）之间的相关性热图

注　* 表示 $P<0.05$，** 表示 $P<0.01$，*** 表示 $P<0.001$，颜色代表相关性数值。

C16 鞘氨醇与 ACC1、FAS 之间呈极显著正相关（$P<0.001$），与瘦素、SREBPs 之间呈显著正相关（$P<0.05$），与 LPL 之间呈极显著负相关（$P<0.001$），与 AMPK 之间呈显著负相关（$P<0.05$）。12-酮石胆酸与 ACC1 之间呈极显著负相关（$P<0.001$），与 SREBPs、FAS、瘦素之间呈显著负相关（$P<0.05$），与 LPL 之间呈显著正相关（$P<0.05$）。

4.5.4　肠道微生物与差异代谢物联合分析

利用前期研究筛选得出差异显著的肠道微生物与丰度前 30 的差异代谢物进行相关性分析，结果如图 4-18 所示。

由图可知，部分菌属与某些代谢物之间存在显著性关系。双歧杆菌属与 28

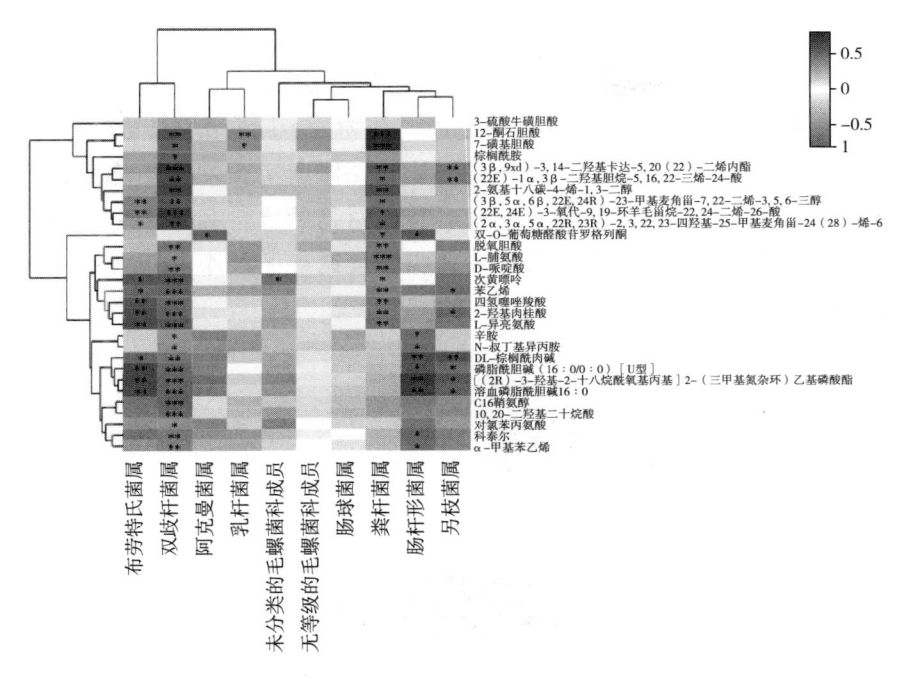

图 4-18 肠道微生物与代谢物（前 30）的相关性热图

注　*表示 $P<0.05$，**表示 $P<0.01$，***表示 $P<0.001$，颜色代表相关性数值。

种代谢物之间呈显著性关系，其中与 12-酮石胆酸和 7-磺酰胆酸（7-sulfocholic acid）呈显著正相关（$P<0.05$）。与 2-羟基肉桂酸、L-异亮氨酸和 C16 鞘氨醇等代谢物之间呈极显著负相关（$P<0.001$）。布劳特氏菌属与 9 种代谢物之间存在显著正相关关系（$P<0.05$），与 3 种代谢物之间存在显著负相关关系（$P<0.05$）。Akk 菌仅与 O-O-葡萄糖醛酸胺罗格列酮（O-O-Glucuronide rosiglitazone）之间存在显著正相关关系（$P<0.05$）。乳酸杆菌属与 12-酮石胆酸和 7-磺酰胆酸之间呈显著负相关（$P<0.05$）。粪杆菌属与 12-酮石胆酸、7-磺酰胆酸之间呈极显著正相关（$P<0.001$），与 L-脯氨酸、D-哌可酸等其他 8 种代谢物之间呈显著负相关（$P<0.05$）。另枝菌属（*Alistipes*）与 6 种代谢物之间存在显著正相关关系（$P<0.05$），与 2 种代谢物之间存在显著负相关关系（$P<0.05$）。

4.5.5　燕麦麸皮超微粉对高脂饮食诱导肥胖小鼠脂代谢干预机制

基于 AMPK 脂代谢信号通路与肠道微生物、差异代谢物之间的联合分析，总结出燕麦麸皮超微粉对高脂饮食诱导肥胖小鼠脂代谢干预机制如图 4-19

所示。

燕麦麸皮经超微粉碎处理，粒径明显减小，其中的功能性成分更多地被释放，增强了抗氧化性。在消化酶的活性（淀粉酶、脂肪酶等）方面，燕麦麸皮超微粉也展现出良好的抑制作用。体外、体内实验均证明燕麦麸皮对肠道微生物组成具有调节作用，并且对其代谢物的含量和组成也有很大的影响。基于此推断燕麦麸皮超微粉对高脂饮食诱导肥胖小鼠脂代谢干预机制图如下。

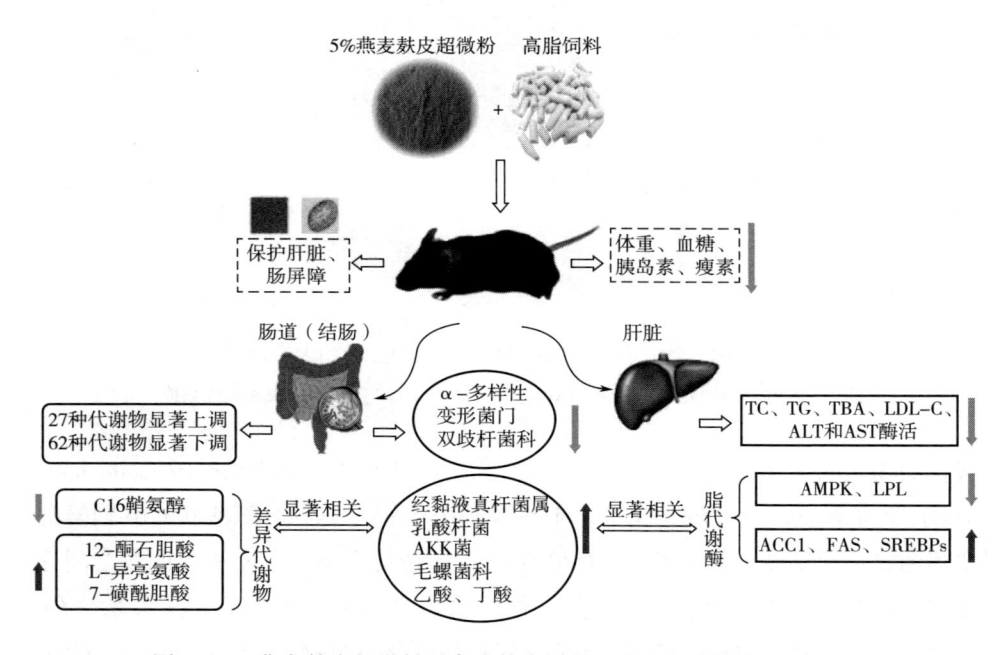

图 4-19 燕麦麸皮超微粉对高脂饮食诱导肥胖小鼠脂代谢干预机制

注 绿色箭头代表下调，红色箭头代表上调。

燕麦麸皮超微粉具有良好的抗氧化性，可以起到保护肝脏和肠道上皮细胞的作用。燕麦麸皮超微粉调节肝脏中 AMPK 信号通路中脂代谢酶的活性，影响脂代谢途径，同时通过增加布劳特氏菌、乳酸杆菌、Akk 菌等有益菌的丰度，在脂代谢相关酶和肠道微生物的共同作用下，改变高脂饮食引起的代谢物异常，如乙酸、丁酸、C16 鞘氨醇和 12-酮石胆酸等代谢物，从而降低脂肪在机体内的堆积。ACC1、FAS、SREBPs 与乳球菌属、双歧杆菌属之间存在显著相关关系；ACC1、FAS、瘦素、SREBPs 与 C16 鞘氨醇、12-酮石胆酸之间呈显著相关；C16 鞘氨醇、12-酮石胆酸和 7-磺酰胆酸与双歧杆菌属、粪杆菌属和乳酸杆菌属之间存在显著相关关系。脂代谢相关酶、肠道微生物及代谢物（主要）三者之间存在相互影响，进一步阐明了燕麦麸皮超微粉干预高脂饮食诱导肥胖小鼠脂代谢的机制。

参考文献

［1］ Abarca-Gómez L, Abdeen Z A, Hamid Z A, et al. Worldwide trends in body-mass index, underweight, overweight, and obesity from 1975 to 2016: a pooled analysis of 2416 population-based measurement studies in 128 · 9 million children, adolescents, and adults [J]. The Lancet, 2017, 390 (10113): 2627-2642.

［2］ Abenavoli L, Boccuto L, Federico A, et al. Diet and non-alcoholic fatty liver disease: The Mediterranean way [J]. International Journal of Environmental Research and Public Health, 2019, 16 (17): 3011.

［3］ Alves A, Bassot A, Bulteau A L, et al. Glycine metabolism and its alterations in obesity and metabolic diseases [J]. Nutrients, 2019, 11 (6): 1356.

［4］ Artmann A, Petersen G, Hellgren L I, et al. Influence of dietary fatty acids on endocannabinoid and N-acylethanolamine levels in rat brain, liver and small intestine [J]. Biochimica et Biophysica Acta (BBA) - Molecular and Cell Biology of Lipids, 2008, 1781 (4): 200-212.

［5］ Aydin B, Onbasi K. Lipase inhibitor orlistat: An old but still effective weapon [J]. Medicine, 2021, 10 (4): 1406-1411.

［6］ Bagheri M, Djazayery A, Farzadfar F, et al. Plasma metabolomic profiling of amino acids and polar lipids in Iranian obese adults [J]. Lipids in Health and Disease, 2019, 18 (1): 1-9.

［7］ Barter P. HDL-C: role as a risk modifier [J]. Atherosclerosis Supplements, 2011, 12 (3): 267-270.

［8］ Batchuluun B, Pinkosky S L, Steinberg G R. Lipogenesis inhibitors: Therapeutic opportunities and challenges [J]. Nature Reviews Drug Discovery, 2022, 21 (4): 283-305.

［9］ Bays H E, Toth P P, Kris-Etherton P M, et al. Obesity, adiposity, and dyslipidemia: A consensus statement from the National Lipid Association [J]. Journal of Clinical Lipidology, 2013, 7 (4): 304-383.

［10］ Beslay M, Srour B, Méjean C, et al. Ultra-processed food intake in association with BMI change and risk of overweight and obesity: A prospective analysis of the French NutriNet-

Santé cohort [J]. PLoS medicine, 2020, 17 (8): e1003256.

[11] Biemann R, Buß E, Benndorf D, et al. Fecal metaproteomics reveals reduced gut inflammation and changed microbial metabolism following lifestyle-induced weight loss [J]. Biomolecules, 2021, 11 (5): 726.

[12] Brellenthin A G, Lee D, Bennie J A, et al. Resistance exercise, alone and in combination with aerobic exercise, and obesity in Dallas, Texas, US: A prospective cohort study [J]. PLoS medicine, 2021, 18 (6): e1003687.

[13] Cani P D, Moens de Hase E, Van Hul M. Gut microbiota and host metabolism: From proof of concept to therapeutic intervention [J]. Microorganisms, 2021, 9 (6): 1302.

[14] Canuto G A B, Costa J L, da Cruz P L R, et al. Metabolômica: Definições, estado-da-arte e aplicações representativas [J]. Química Nova, 2018, 41: 75-91.

[15] Castellanos-Jankiewicz A, Guzmán-Quevedo O, Fénelon V S, et al. Hypothalamic bile acid-TGR5 signaling protects from obesity [J]. Cell Metabolism, 2021, 33 (7): 1483-1492. e10.

[16] Castela I, Rodrigues C, Ismael S, et al. Intermittent energy restriction ameliorates adipose tissue-associated inflammation in adults with obesity: A randomised controlled trial [J]. Clinical Nutrition, 2022, 41 (8): 1660-1666.

[17] Castro A V B, Kolka C M, Kim S P, et al. Obesity, insulin resistance and comorbidities-Mechanisms of association [J]. Arquivos Brasileiros de Endocrinologia & Metabologia, 2014, 58: 600-609.

[18] Chavanelle V, Chanon S, Pinteur C, et al. Impact of TOTUM-63, a fibre and polyphenol rich plant-based composition, on gut and pancreatic hormone secretion in diet-induced obese mice [J]. Nutrition, Metabolism and Cardiovascular Diseases, 2022, 32 (7): 1797-1807.

[19] Cerdó T, García-Santos J A, G Bermúdez M, et al. The role of probiotics and prebiotics in the prevention and treatment of obesity [J]. Nutrients, 2019, 11 (3): 635.

[20] Chiang J Y L, Ferrell J M. Bile acid metabolism in liver pathobiology [J]. Gene expression, 2018, 18 (2): 71.

[21] Chooi Y C, Ding C, Chan Z, et al. Moderate weight loss improves body composition and metabolic function in metabolically unhealthy lean subjects [J]. Obesity, 2018, 26 (6): 1000-1007.

[22] Ciccoritti R, Terracciano G, Cammerata A, et al. Hydrothermal grain pre-processing and ultra-fine milling for the production of durum wheat flour fractions with high nutritional value [J]. Food Science and Technology International, 2018, 24 (3): 242-250.

[23] Cioffi I, Evangelista A, Ponzo V, et al. Intermittent versus continuous energy restriction on weight loss and cardiometabolic outcomes: A systematic review and meta-analysis of randomized controlled trials [J]. Journal of Translational Medicine, 2018, 16 (1): 1-15.

[24] Cone R D, Lu D, Koppula S, et al. The melanocortin receptors: Agonists, antagonists, and the hormonal control of pigmentation [J]. Recent Progress in Hormone Research, 1996, 51: 287-317.

[25] Cone R D. The central melanocortin system and energy homeostasis [J]. Trends in Endocrinology & Metabolism, 1999, 10 (6): 211-216.

[26] Coutinho S R, Halset E H, Gåsbakk S, et al. Compensatory mechanisms activated with intermittent energy restriction: A randomized control trial [J]. Clinical Nutrition, 2018, 37 (3): 815-823.

[27] Coughlan K A, Valentine R J, Ruderman N B, et al. Nutrient excess in AMPK downregulation and insulin resistance [J]. Journal of Endocrinology, Diabetes & Obesity, 2013, 1 (1): 1008.

[28] Dallner O S, Marinis J M, Lu Y H, et al. Dysregulation of a long noncoding RNA reduces leptin leading to a leptin-responsive form of obesity [J]. Nature Medicine, 2019, 25 (3): 507-516.

[29] DeBose-Boyd R A, Ye J. SREBPs in lipid metabolism, insulin signaling, and beyond [J]. Trends in Biochemical Sciences, 2018, 43 (5): 358-368.

[30] De Cabo R, Mattson M P. Effects of intermittent fasting on health, aging, and disease [J]. New England Journal of Medicine, 2019, 381 (26): 2541-2551.

[31] Derosa G, Cicero A F G, D'Angelo A, et al. Effects of 1-year orlistat treatment compared to placebo on insulin resistance parameters in patients with type 2 diabetes [J]. Journal of Clinical Pharmacy and Therapeutics, 2012, 37 (2): 187-195.

[32] Desjardins E M, Steinberg G R. Emerging role of AMPK in brown and beige adipose tissue (BAT): Implications for obesity, insulin resistance, and type 2 diabetes [J]. Current Diabetes Reports, 2018, 18 (10): 1-9.

[33] Dorling J L, Martin C K, Redman L M. Calorie restriction for enhanced longevity: The role of novel dietary strategies in the present obesogenic environment [J]. Ageing Research Reviews, 2020, 64: 101038.

[34] Fanos V, Pintus R, Dessi A. Clinical metabolomics in neonatology: From metabolites to diseases [J]. Neonatology, 2018, 113 (4): 406-413.

[35] Farooqi I S, Jebb S A, Langmack G, et al. Effects of recombinant leptin therapy in a child with congenital leptin deficiency [J]. New England Journal of Medicine, 1999, 341

(12): 879-884.

[36] Fiehn O. Combining genomics, metabolome analysis, and biochemical modelling to understand metabolic networks [J]. Comparative and Functional Genomics, 2001, 2 (3): 155-168.

[37] Fiehn O. Metabolomics—the link between genotypes and phenotypes [J]. Functional Genomics, 2002 (1): 155-171.

[38] Fu R, Yang P, Li Z, et al. Avenanthramide A triggers potent ROS-mediated anti-tumor effects in colorectal cancer by directly targeting DDX3 [J]. Cell Death & Disease, 2019, 10 (8): 1-14.

[39] Gauthier M S, O'Brien E L, Bigornia S, et al. Decreased AMP-activated protein kinase activity is associated with increased inflammation in visceral adipose tissue and with whole-body insulin resistance in morbidly obese humans [J]. Biochemical and Biophysical Research Communications, 2011, 404 (1): 382-387.

[40] Gomez-Muñoz A. The role of ceramide 1-phosphate in tumor cell survival and dissemination [J]. Advances in Cancer Research, 2018, 140: 217-234.

[41] Goodman Z D. The impact of obesity on liver histology [J]. Clinics in Liver Disease, 2014, 18 (1): 33-40.

[42] Hardie D G, Pan D A. Regulation of fatty acid synthesis and oxidation by the AMP-activated protein kinase [J]. Biochemical Society Transactions, 2002, 30 (6): 1064-1070.

[43] Hassanzadeh-Rostami Z, Faghih S. Effect of dietary fiber on serum leptin level: A systematic review and meta-analysis of randomized controlled trials [J]. Experimental and Clinical Endocrinology & Diabetes, 2021, 129 (4): 322-333.

[44] Henao-Mejia J, Elinav E, Jin C, et al. Inflammasome-mediated dysbiosis regulates progression of NAFLD and obesity [J]. Nature, 2012, 482 (7384): 179-185.

[45] Houttu N, Mokkala K, Laitinen K. Overweight and obesity status in pregnant women are related to intestinal microbiota and serum metabolic and inflammatory profiles [J]. Clinical Nutrition, 2018, 37 (6): 1955-1966.

[46] Hruby A, Manson J A E, Qi L, et al. Determinants and consequences of obesity [J]. American Journal of Public Health, 2016, 106 (9): 1656-1662.

[47] Hu J, Chen Y, Ni D. Effect of superfine grinding on quality and antioxidant property of fine green tea powders [J]. LWT-Food Science and Technology, 2012, 45 (1): 8-12.

[48] Hu K, Chen D, Sun Z. Structures, physicochemical properties, and hypoglycemic activities of soluble dietary fibers from white and black glutinous rice bran: A comparative study [J]. Food Research International, 2022, 159: 111423.

[49] Jeon S M. Regulation and function of AMPK in physiology and diseases [J]. Experimental & molecular medicine, 2016, 48 (7): e245-e245.

[50] Jasbi P, Baker O, Shi X, et al. Daily red wine vinegar ingestion for eight weeks improves glucose homeostasis and affects the metabolome but does not reduce adiposity in adults [J]. Food & Function, 2019, 10 (11): 7343-7355.

[51] Jiang C Q, Xu L, Zhang W S, et al. Adiposity and mortality in older Chinese: An 11-year follow-up of the Guangzhou Biobank Cohort Study [J]. Scientific Reports, 2020, 10 (1): 1-8.

[52] Johan A R D, Dewanti L, Putri A N, et al. The effect of orlistat administration in change of glycemic control and weight loss of obesity or overweight patients with type 2 diabetes mellitus [J]. Folia Medica Indonesiana, 2022, 58 (1): 74-79.

[53] John G K, Mullin G E. The gut microbiome and obesity [J]. Current Oncology Reports, 2016, 18 (7): 1-7.

[54] Johnson C H, Ivanisevic J, Siuzdak G. Metabolomics: beyond biomarkers and towards mechanisms [J]. Nature Reviews Molecular Cell Biology, 2016, 17 (7): 451-459.

[55] Kim H Y. Recent advances in nonalcoholic fatty liver disease metabolomics [J]. Clinical and Molecular Hepatology, 2021, 27 (4): 553.

[56] Kleinendorst L, Massink M P G, Cooiman M I, et al. Genetic obesity: Next-generation sequencing results of 1230 patients with obesity [J]. Journal of Medical Genetics, 2018, 55 (9): 578-586.

[57] Kong F, Wang L, Gao H, et al. Process of steam explosion assisted superfine grinding on particle size, chemical composition and physico-chemical properties of wheat bran powder [J]. Powder Technology, 2020, 371: 154-160.

[58] Ley R E, Bäckhed F, Turnbaugh P, et al. Obesity alters gut microbial ecology [J]. Proceedings of the National Academy of Sciences, 2005, 102 (31): 11070-11075.

[59] Li F, Gao C, Yan P, et al. EGCG reduces obesity and white adipose tissue gain partly through AMPK activation in mice [J]. Frontiers in Pharmacology, 2018, 9 (1): 1366.

[60] Li J, Pang B, Shao D, et al. Artemisia sphaerocephala Krasch polysaccharide mediates lipid metabolism and metabolic endotoxaemia in associated with the modulation of gut microbiota in diet-induced obese mice [J]. International Journal of Biological Macromolecules, 2020, 147: 1008-1017.

[61] Li Q, Wu T, Liu R, et al. Soluble dietary fiber reduces trimethylamine metabolism via gut microbiota and co-regulates host AMPK pathways [J]. Molecular Nutrition & Food Research, 2017, 61 (12): 1700473.

[62] Li V L, He Y, Contrepois K, et al. An exercise-inducible metabolite that suppresses feeding and obesity [J]. Nature, 2022, 606 (7915): 785-790.

[63] Liu X, Liu Y, Cheng M, et al. Metabolomic responses of human hepatocytes to emodin, aristolochic acid, and triptolide: Chemicals purified from traditional Chinese medicines [J]. Journal of Biochemical and Molecular Toxicology, 2015, 29 (11): 533-543.

[64] Liu Y, Wang L, Liu F, et al. Effect of grinding methods on structural, physicochemical, and functional properties of insoluble dietary fiber from orange peel [J]. International Journal of Ploymer Science, 2016, 2016: 1-7.

[65] Lloyd-Price J, Abu-Ali G, Huttenhower C. The healthy human microbiome [J]. Genome Medicine, 2016, 8 (1): 1-11.

[66] Loos R J F, Yeo G S H. The genetics of obesity: From discovery to biology [J]. Nature Reviews Genetics, 2022, 23 (2): 120-133.

[67] Mallela S K, Mitrofanova A, Merscher S, et al. Regulation of the amount of ceramide-1-phosphate synthesized in differentiated human podocytes [J]. Biochimica et Biophysica Acta (BBA)-Molecular and Cell Biology of Lipids, 2019, 1864 (12): 158517.

[68] Mi B, Wu C, Gao X, et al. Long-term BMI change trajectories in Chinese adults and its association with the hazard of type 2 diabetes: Evidence from a 20-year China Health and Nutrition Survey [J]. BMJ Open Diabetes Research and Care, 2020, 8 (1): e000879.

[69] Minokoshi Y, Kim Y B, Peroni O D, et al. Leptin stimulates fatty-acid oxidation by activating AMP-activated protein kinase [J]. Nature, 2002, 415 (6869): 339-343.

[70] Miyoshi M, Ogawa A, Higurashi S, et al. Anti-obesity effect of lactobacillus gasseri SBT2055 accompanied by inhibition of pro-inflammatory gene expression in the visceral adipose tissue in diet-induced obese mice [J]. European Journal of Nutrition, 2014, 53 (2): 599-606.

[71] Moreno-Indias I, Cardona F, Tinahones F J, et al. Impact of the gut microbiota on the development of obesity and type 2 diabetes mellitus [J]. Frontiers in Microbiology, 2014, 5: 190.

[72] Morris A. ANGPTL4—the link binding obesity and glucose intolerance [J]. Nature Reviews Endocrinology, 2018, 14 (5): 251-251.

[73] Nani A, Murtaza B, Sayed Khan A, et al. Antioxidant and anti-inflammatory potential of polyphenols contained in mediterranean diet in obesity: Molecular mechanisms [J]. Molecules, 2021, 26 (4): 985.

[74] Niu M, Hou G G, Wang L, et al. Effects of superfine grinding on the quality characteristics of whole-wheat flour and its raw noodle product [J]. Journal of Cereal Science, 2014,

60（2）：382-388.

[75] Obradovic M, Sudar-Milovanovic E, Soskic S, et al. Leptin and obesity: role and clinical implication [J]. Frontiers in Endocrinology, 2021, 12: 585887.

[76] Oussaada S M, van Galen K A, Cooiman M I, et al. The pathogenesis of obesity [J]. Metabolism, 2019, 92: 26-36.

[77] Paley C A, Johnson M I. Abdominal obesity and metabolic syndrome: Exercise as medicine? [J]. BMC Sports Science, Medicine and Rehabilitation, 2018, 10（1）: 1-8.

[78] Pang Y, Kartsonaki C, Guo Y, et al. Adiposity and risks of colorectal and small intestine cancer in Chinese adults: A prospective study of 0.5 million people [J]. British Journal of Cancer, 2018, 119（2）: 248-250.

[79] Petridou A, Siopi A, Mougios V. Exercise in the management of obesity [J]. Metabolism, 2019, 92: 163-169.

[80] Perino A, Demagny H, Velazquez-Villegas L, et al. Molecular physiology of bile acid signaling in health, disease, and aging [J]. Physiological Reviews, 2021, 101（2）: 683-731.

[81] Popkin B M. Synthesis and implications: China's nutrition transition in the context of changes across other low–and middle–income countries [J]. Obesity Reviews, 2014, 15: 60-67.

[82] Qin J, Li R, Raes J, et al. A human gut microbial gene catalogue established by metagenomic sequencing [J]. Nature, 2010, 464（7285）: 59-65.

[83] Ramos S, Martín M Á. Impact of diet on gut microbiota [J]. Current Opinion in Food Science, 2021, 37: 83-90.

[84] Rahmanian M, Yaghin N L, Alizadeh M. Blood level of 2-arachidonoyl glycerol（2-AG）, neuropeptide Y and omentin and their correlation with food habits in obese women [J]. Galen Medical Journal, 2020, 9: e1721.

[85] Rosa N N, Barron C, Gaiani C, et al. Ultra-fine grinding increases the antioxidant capacity of wheat bran [J]. Journal of Cereal Science, 2013, 57（1）: 84-90.

[86] Raichur S, Brunner B, Bielohuby M, et al. The role of C16: 0 ceramide in the development of obesity and type 2 diabetes: CerS6 inhibition as a novel therapeutic approach [J]. Molecular Metabolism, 2019, 21: 36-50.

[87] Ryan D, Robards K. Metabolomics: The greatest omics of them all? [J]. Analytical Chemistry, 2006, 78（23）: 7954-7958.

[88] Santos A L, Sinha S. Obesity and aging: Molecular mechanisms and therapeutic approaches [J]. Ageing Research Reviews, 2021, 67: 101268.

[89] Scalbert A, Brennan L, Manach C, et al. The food metabolome: A window over dietary exposure [J]. The American Journal of Clinical Nutrition, 2014, 99 (6): 1286-1308.

[90] Seyfried F, Phetcharaburanin J, Glymenaki M, et al. Roux-en-Y gastric bypass surgery in Zucker rats induces bacterial and systemic metabolic changes independent of caloric restriction-induced weight loss [J]. Gut Microbes, 2021, 13 (1): 1875108.

[91] Shirai K, Fujita T, Tanaka M, et al. Efficacy and safety of lipase inhibitor orlistat in Japanese with excessive visceral fat accumulation: 24-week, double-blind, randomized, placebo-controlled study [J]. Advances in Therapy, 2019, 36 (1): 86-100.

[92] So S S Y, Yeung C H C, Schooling C M, et al. Targeting bile acid metabolism in obesity reduction: A systematic review and meta-analysis [J]. Obesity Reviews, 2020, 21 (7): e13017.

[93] Song D, Cheng L, Zhang X, et al. The modulatory effect and the mechanism of flavonoids on obesity [J]. Journal of Food Biochemistry, 2019, 43 (8): e12954.

[94] Stanislawski M A, Dabelea D, Lange L A, et al. Gut microbiota phenotypes of obesity [J]. NPJ Biofilms and Microbiomes, 2019, 5 (1): 1-9.

[95] Stojanov S, Berlec A, Štrukelj B. The influence of probiotics on the firmicutes/bacteroidetes ratio in the treatment of obesity and inflammatory bowel disease [J]. Microorganisms, 2020, 8 (11): 1715.

[96] Sussulini A ed. Metabolomics: From fundamentals to clinical applications [M]. Springer, 2017.

[97] Tang T, Song J, Li J, et al. A synbiotic consisting of Lactobacillus plantarum S58 and hull-less barley β-glucan ameliorates lipid accumulation in mice fed with a high-fat diet by activating AMPK signaling and modulating the gut microbiota [J]. Carbohydrate Polymers, 2020, 243: 116398.

[98] Thomas M, Kim S, Guo W, et al. High levels of avenanthramides in oat-based diet further suppress high fat diet-induced atherosclerosis in Ldlr-/-mice [J]. Journal of Agricultural and Food Chemistry, 2018, 66 (2): 498-504.

[99] Turcotte C, Chouinard F, Lefebvre J S, et al. Regulation of inflammation by cannabinoids, the endocannabinoids 2-arachidonoyl-glycerol and arachidonoyl-ethanolamide, and their metabolites [J]. Journal of Leukocyte Biology, 2015, 97 (6): 1049-1070.

[100] Xu J, Bartolome C L, Low C S, et al. Genetic identification of leptin neural circuits in energy and glucose homeostases [J]. Nature, 2018, 556 (7702): 505-509.

[101] Xu S, Mihaylova M M, et al. AMPK phosphorylates and inhibits SREBP activity to attenuate hepatic steatosis and atherosclerosis in diet-induced insulin-resistant mice [J]. Cell

Metabolism, 2011, 13 (4): 376-388.

[102] Xu S S, Zhang X L, Liu S, et al. Multi-omic analysis in a metabolic syndrome porcine model implicates arachidonic acid metabolism disorder as a risk factor for atherosclerosis [J]. Frontiers in Nutrition, 2022: 60.

[103] Xu S S, Wang N, Huang L, et al. Changes in the mucosa-associated microbiome and transcriptome across gut segments are associated with obesity in a metabolic syndrome porcine model [J]. Microbiology Spectrum, 2022, 10 (4): e00717-22.

[104] van der Beek C M, Canfora E E, Kip A M, et al. The prebiotic inulin improves substrate metabolism and promotes short-chain fatty acid production in overweight to obese men [J]. Metabolism, 2018, 87: 25-35.

[105] Wan Y, Tong W, Zhou R, et al. Habitual animal fat consumption in shaping gut microbiota and microbial metabolites [J]. Food & Function, 2019, 10 (12): 7973-7982.

[106] Xu D, Wang S, Feng M, et al. Serum metabolomics reveals underlying mechanisms of cholesterol-lowering effects of oat consumption: A randomized controlled trial in a mildly hypercholesterolemic population [J]. Molecular Nutrition & Food Research, 2021, 65 (9): 2001059.

[107] Yan M, Xu G. Current and future perspectives of functional metabolomics in disease studies-A review [J]. Analytica Chimica Acta, 2018, 1037: 41-54.

[108] Yang K, Zhang P, Lv T, et al. Acupuncture at Taichong and Zusanli points exerts hypotensive effect in spontaneously hypertensive rats by metabolomic analysis [J]. Journal of Chromatography B, 2022, 1207: 123352.

[109] Yang J Y, Zhang T T, Yu Z L, et al. Taurine alleviates trimethylamine N-oxide-induced atherosclerosis by regulating bile acid metabolism in ApoE-/-mice [J]. Journal of Agricultural and Food Chemistry, 2022, 70 (18): 5738-5747.

[110] Yumuk V, Tsigos C, Fried M, et al. European guidelines for obesity management in adults [J]. Obesity Facts, 2015, 8 (6): 402-424.

[111] Zaiter A, Becker L, Karam M C, et al. Effect of particle size on antioxidant activity and catechin content of green tea powders [J]. Journal of Food Science and Technology, 2016, 53 (4): 2025-2032.

[112] Zhang H, Zhu L, Luo L, et al. Direct assessment of phytochemicals inherent in plant tissues using extractive electrospray ionization mass spectrometry [J]. Journal of Agricultural and Food Chemistry, 2013, 61 (45): 10691-10698.

[113] Zhang L, Lv Y, Xu A, et al. The prognostic significance of serum gamma-glutamyltransferase levels and AST/ALT in primary hepatic carcinoma [J]. Bmc Cancer, 2019, 19

(1): 1-9.

[114] Zhang M, Wang F, Liu R, et al. Effects of superfine grinding on physicochemical and antioxidant properties of Lycium barbarum polysaccharides [J]. LWT-Food Science and Technology, 2014, 58 (2): 594-601.

[115] Zhao S, Zhu Y I, Schultz R D, et al. Partial leptin reduction as an insulin sensitization and weight loss strategy [J]. Cell Metabolism, 2019, 30 (4): 706-719. e6.

[116] Zhao X, Sun L, Zhang X, et al. Effects of ultrafine grinding time on the functional and flavor properties of soybean protein isolate [J]. Colloids and Surfaces B: Biointerfaces, 2020, 196: 111345.

[117] Zhao M, Zhang H, Wang J, et al. Serum metabolomics analysis of the intervention effect of whole grain oats on insulin resistance induced by high-fat diet in rats [J]. Food Research International, 2020, 135: 109297.

[118] Zheng X, Huang F, Zhao A, et al. Bile acid is a significant host factor shaping the gut microbiome of diet-induced obese mice [J]. BMC Biology, 2017, 15 (1): 1-15.

[119] Zhou B F. Predictive values of body mass index and waist circumference for risk factors of related diseases in Chinese adults population [J]. Biomedical and Environmental Sciences: BES, 2002, 15 (1): 83-96.

[120] van der Klaauw A A, Farooqi I S. The hunger genes: Pathways to obesity [J]. Cell, 2015, 161 (1): 119-132.

[121] 李杨, 吴长玲, 马春芳, 等. 低温超微粉碎对豆渣膳食纤维结构及功能特性影响 [J]. 食品工业, 2019, 40 (2): 160-164.

[122] 申瑞玲, 程珊珊, 张勇. 微粉碎对燕麦麸皮营养成分及物理特性的影响 [J]. 粮食与饲料工业, 2008 (3): 17-18.

[123] 王跃, 李梦琴. 超微粉碎对小麦麸皮物理性质的影响 [J]. 现代食品科技, 2011, 27 (3): 271-274.

[124] 徐如静. 多花黄精多糖干预营养性肥胖小鼠的代谢组学研究 [D]. 合肥: 安徽中医药大学, 2021.

[125] 张莉莉. 辣椒素及其受体TRPV1预防肥胖的机制研究 [D]. 重庆: 第三军医大学, 2006.

[126] 郑慧, 王敏, 吴丹. 超微处理对苦荞麸理化及功能特性影响的研究 [J]. 食品与发酵工业, 2006 (8): 5-9.

[127] 朱爽, 宋莉莎, 张佰清, 等. 大麦超微粉的营养品质及物理特性分析 [J]. 现代食品科技, 2022, 38 (1): 289-295, 93.

第 5 章　发芽燕麦多酚生物可及性的研究

　　燕麦被认为是全谷物食品，营养价值非常高，特别是活性成分丰富。燕麦多酚是燕麦中主要的抗氧化活性物质。目前有关燕麦多酚的研究多是对多酚的提取、结构、抗氧化性的研究，关于多酚被人体消化吸收的报道较少。只有当多酚化合物具有良好的生物利用度时，才能发挥其生物学效应，从而被人体吸收利用，促进人体健康。

　　许多学者通过不同的处理方法来改变多酚的生物利用度。机械粉碎加工是通过超微粉碎的方式使原料粒径变小，表面积增加，使得多酚类化合物在胃肠阶段更易与胃肠液中微生物和酶发生相互作用，从而增强其生物利用度。但是这种方法加工成本高，原料的耗损率较大。热处理是食品生产中一种重要的单元操作，可以使细胞壁多糖、蛋白质和其他基质因子降解或修饰，使得多酚类化合物在消化过程中的生物利用度发生改变，可能导致多酚的生物利用度下降，多酚类物质发生改变。超声波作为一种辅助加工方法，可以使不同食物基质产生物理和化学变化。食物的细胞壁在超高声波发出的能量下会破裂，从而提高多酚的生物利用度。包埋的方式可以提高多酚的生物利用度，这主要是通过提高其溶解度，保护其在消化过程中的稳定性，提高小肠吸收率来实现的，同时要根据不同的食品基质和特定的多酚设计合适的递送体系。但是这种方式技术要求高，非常复杂，成本昂贵。发芽处理作为一种非热处理方式，能够软化组织结构、提高营养价值、降低抗营养因子。燕麦发芽后，可以富集多酚等营养成分。杜亚军等研究表明，燕麦发芽后可以提高其多酚的含量，从而使营养价值获得进一步的改良。故发芽成本低，经济效益高，营养价值提高。因此，本研究以发芽燕麦为原料，对多酚在体外模拟胃肠道消化过程中的释放进行评价，探究多酚的生物有效性。

5.1 发芽对燕麦多酚含量及抗氧化性的影响

5.1.1 发芽对燕麦多酚含量的影响

发芽对燕麦多酚的影响见图 5-1，由图 5-1 可见燕麦发芽 5d 后游离酚、结合酚以及可溶性总酚的含量均有明显增加。游离酚、结合酚以及可溶性总酚含量发芽前后变化分别为 106.53μg/g 升到 355.48μg/g、363.370μg/g 升高到 639.075μg/g、592.173μg/g 升到 1290.317μg/g。

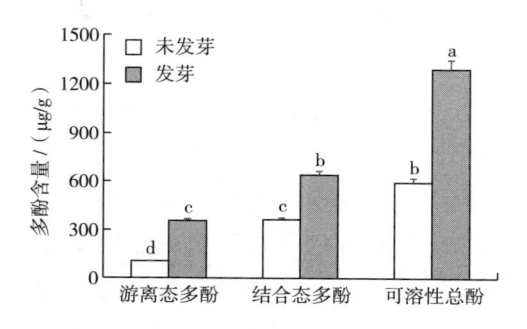

图 5-1 未消化燕麦多酚含量

注 不同字母表示在 0.05 水平上差异显著。

发芽 5d 后燕麦游离酚、结合酚以及可溶性总酚分别是燕麦原粮的 3.74 倍、1.75 倍及 2.17 倍。燕麦进行发芽后游离酚的含量增加较多，可能的原因是发芽处理会使结合酚与细胞壁的一些化学键断裂使结合酚游离出来，如对香豆酸、阿魏酸等发生变化从细胞壁中游离出来。就游离态和结合态多酚相比，结合酚仍是发芽后燕麦多酚的主要存在形式。

5.1.2 发芽对燕麦多酚抗氧化性的影响

5.1.2.1 发芽对燕麦多酚 DPPH 自由基清除率的影响

DPPH 自由基的清除能力是评价待测物抗氧化性的一个重要指标。DPPH 作为一种不容易改变化学性质的自由基，其溶液为紫色，当 DPPH 溶液被氧化时溶液的颜色会从紫色变为黄色，待测物的抗氧化性越强 DPPH 的颜色越浅。发芽对燕麦 DPPH 自由基清除率的影响见图 5-2。

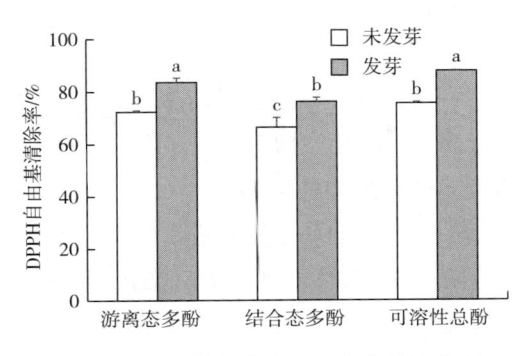

图 5-2　消化前燕麦 DPPH 自由基清除率

由图 5-2 可知燕麦发芽后燕麦多酚 DPPH 自由基的清除率有所增加，游离酚、结合酚、总酚分别增加了 1.15 倍、1.14 倍以及 1.16 倍。3 种状态下的多酚增加的倍数基本相同，但游离酚以及总酚的 DPPH 自由基清除率要高于结合酚，这可能是因为不同状态下的多酚供氢和供电子的相对能力的大小不同。

5.1.2.2　发芽对燕麦多酚羟自由基清除率的影响

H_2O_2 与亚铁离子生成羟自由基，当溶液中加入水杨酸后，会快速的捕捉溶液中羟自由基发生反应，使溶液变成紫色。加入待测试剂后，水杨酸被氧化使其含量减少，溶液颜色变浅甚至变成无色。反应完成后通过测定吸光度来反映待测液的羟自由基清除率。发芽 5d 对燕麦多酚羟自由基清除能力的影响见图 5-3。

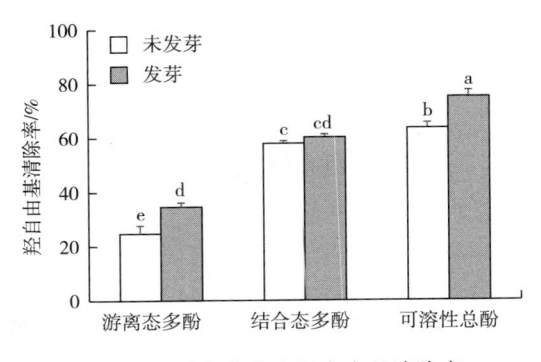

图 5-3　消化前燕麦羟自由基清除率

由图 5-3 可知对于羟自由基清除率：总酚>结合态多酚>游离酚，燕麦发芽后游离态多酚、结合态多酚、总酚的羟自由基清除率分别比未发芽燕麦提高了 1.39 倍、1.03 倍、1.18 倍。通过查阅文献可知，多酚的羟自由基清除率与多酚含量有一定的相关性。一般而言，多酚含量越多，其抗氧化性越强。赵霞通过研究发现，发芽后燕麦多酚抗氧化性均有增加，这与我们的研究结果一致。

5.1.2.3 发芽对燕麦多酚还原力的影响

消化前发芽 5d 与燕麦原粮还原力对比见图 5-4，游离酚还原力从 24.67% 增加到 58.00%，结合酚从 51.03% 增加到 65.37%，可溶性多酚从 63.80% 增加到 73.40%，燕麦发芽后游离态多酚、结合态多酚、总酚的羟自由基清除率分别提高了 2.35 倍、1.28 倍、1.15 倍。

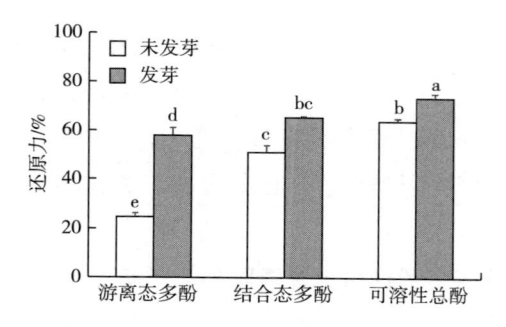

图 5-4 未消化燕麦羟自由基清除率

由图 5-4 可知羟自由基清除率：总酚>结合态多酚>游离酚，通过查阅文献可知在发芽后燕麦中蒽酰胺含量显著增加，燕麦蒽酰胺作为一种天然的抗氧化剂能够溶于乙醚、乙酸乙酯以及水与丙酮的混合液中，有较强的自由基清除能力，所以燕麦发芽后其还原力显著增加的原因可能是在燕麦多酚的组成中蒽酰胺的含量增加导致其抗氧化性增强。

5.2 体外模拟消化

5.2.1 体外模拟消化过程中发芽对燕麦多酚含量及抗氧化性的影响

发芽与未发芽燕麦通过体外模拟消化后，测定不同消化阶段的总酚含量，并进行抗氧化活性测定,具体相关数据见表 5-1。由表 5-1 可以看出,在体外模拟消化过程中测定的总酚呈上升趋势。

表 5-1 体外模拟消化过程中燕麦中酚类化合物含量和抗氧化活性

状态	消化阶段	口腔	胃	肠
未发芽	总酚含量（μg/g）	73.74±7.68^f	99.93±1.68^e	137.03±0.31^d
	DPPH 自由基清除率（%）	23.43±4.06^d	26.99±0.43^d	36.86±3.79^c
	羟自由基清除率（%）	35.33±2.17^d	48.37±2.83^c	54.00±3.86^b
	还原力（%）	30.53±3.22^d	35.57±2.41^{cd}	30.17±1.58^d
发芽	总酚含量（μg/g）	269.92±18.05^c	312.34±6.36^b	414.63±15.85^a
	DPPH 自由基清除率（%）	66.29±3.69^b	72.42±0.93^b	84.80±0.85^a
	羟自由基清除率（%）	53.15±2.80^c	74.21±3.08^b	81.20±2.46^a
	还原力（%）	69.10±1.85^b	92.17±2.87^a	37.03±1.03^c

注 表中每行不同小写字母表示差异显著（$P<0.05$）。

未发芽燕麦体外模拟口腔、胃和肠消化时多酚含量分别为 73.74μg/g、99.93μg/g 及 137.03μg/g,发芽燕麦的含量分别为 269.92μg/g、312.34μg/g 及 414.63μg/g。在口腔、胃、肠阶段发芽燕麦分别是未发芽燕麦多酚含量的 3.66 倍、3.12 倍、3.02 倍。这可能是因为燕麦通过发芽后,其细胞组织与多酚含量及种类的变化导致体外模拟消化过程中的消化酶更容易使燕麦多酚释放,从而使发芽燕麦多酚在消化道含量显著增加。

体外模拟消化过程中的 DPPH 自由基清除率、羟自由基清除率都随着消化过程逐渐增加,在模拟肠消化时达到最大,并且,发芽燕麦在体外模拟消化阶段的值要高于相应的未发芽燕麦。此外,发芽燕麦 DPPH 自由基清除率从口腔的 66.29%增加到了 84.80%,增加了 18.51%。羟自由基清除率从口腔的 53.15%增加到了 81.20%,增加了 28.05%。而未发芽燕麦分别增加了 13.43%以及 18.67%,说明发芽燕麦的羟自由基清除率的增长程度要大于未发芽燕麦。发芽燕麦还原力在模拟胃消化时达到最大值 92.17%,比未发芽高 56.6%。这与陈壁等研究青稞多酚体外模拟抗氧化性中还原力的结果基本相同。

5.2.2　体外模拟消化过程中发芽对燕麦多酚生物可及性的影响

发芽与未发芽燕麦通过体外模拟消化后,测定不同消化阶段的总酚含量,并进行抗氧化活性测定,计算出体外模拟消化各阶段的生物可及性。试验结果见表5-2。

表5-2　体外模拟消化过程中燕麦中酚类化合物含量和抗氧化活性生物可及性

状态	生物可及性（%）	消化阶段		
		口腔	胃	肠
未发芽	总酚含量	12.45 ± 1.30^d	16.88 ± 0.28^c	23.14 ± 0.05^b
	DPPH自由基清除率	31.00 ± 5.37^d	35.71 ± 0.57^d	48.77 ± 5.01^c
	羟自由基清除率	55.52 ± 3.40^d	76.02 ± 4.45^c	89.31 ± 6.07^b
	还原力	47.86 ± 5.04^{dc}	55.75 ± 3.78^c	47.28 ± 2.48^d
发芽	总酚含量	20.92 ± 1.40^c	24.21 ± 0.49^{ab}	32.13 ± 1.23^a
	DPPH自由基清除率	75.46 ± 4.20^b	82.43 ± 1.06^b	96.52 ± 0.97^a
	羟自由基清除率	70.62 ± 3.72^c	98.60 ± 4.10^{ab}	107.88 ± 3.27^a
	还原力	94.14 ± 2.51^b	125.57 ± 3.91^a	50.45 ± 1.40^{dc}

注　表中每行不同小写字母表示差异显著（$P<0.05$）。

由表5-2可以看出发芽及未发芽燕麦多酚总酚含量生物可及性在模拟肠消化时达到最高,分别为32.13%和23.14%,发芽处理后的燕麦多酚总酚生物可及性比燕麦原粮高约为10%。DPPH自由基清除率生物可及性在模拟肠消化时最高分别是96.52%和48.77%,发芽燕麦多酚DPPH自由基清除率生物可及性高于未发芽燕麦47.75%。羟自由基清除率生物可及性在模拟肠消化时最高,分别是107.88%和89.31%,发芽燕麦多酚羟自由基清除率生物可及性较未发芽燕麦高18.57%。多酚还原力生物可及性在模拟胃消化时最高,分别是55.75%和125.57%,发芽燕麦多酚还原力生物可及性较未发芽燕麦高69.82%。

以上数据表明,发芽燕麦多酚的总体生物可及性要高于未发芽燕麦。这种结果的原因可能是发芽破坏了结合态多酚与细胞壁基质的相互作用,促进了结合态多酚的释放,从而提高了多酚在消化过程中的生物可及性。

5.3 结肠发酵

5.3.1 结肠发酵过程中发芽对燕麦多酚含量影响

在体外模拟消化后对消化残渣进行结肠发酵，于发酵 0、5h、10h、24h、30h、48h 以及 72h 分别测量其总酚含量，结果如图 5-5 所示。

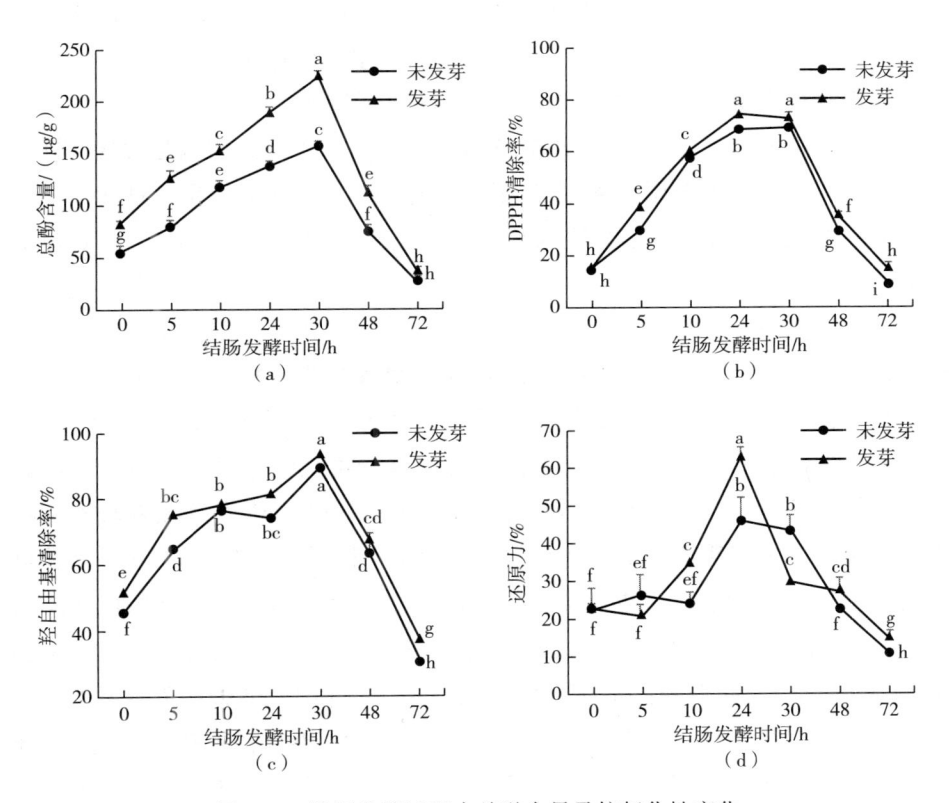

图 5-5 结肠发酵过程中总酚含量及抗氧化性变化

通过图 5-5 可知，发芽燕麦多酚与未发芽燕麦体外模拟结肠发酵过程中总酚含量、DPPH 自由基清除率以及羟自由基清除率变化趋势相同，均呈先升高后降低的趋势，在发酵 30d 达到峰值。在结肠发酵阶段，发芽燕麦多酚含量高于未发芽燕麦。并且，二者均在发酵 30h 达到峰值，这与陈壁等结肠发酵结果相同，此时，发芽燕麦总酚含量为 223.804μg/g，较未发芽燕麦（158.183μg/g）增加了 141%。从发酵 0h 到结肠发酵 30h，发芽燕麦多酚含量从 83.054μg/g 增加到了 223.804μg/g，未发芽燕麦多酚含量从 55.409μg/g 增加到 158.183μg/g。燕麦含量先升高的原因可能是结肠发酵过程中微生物产生的酶能够使结合态的多酚与细胞壁相连的化学键断裂，多酚的溶解性和有效性发生相应的改变导致总酚含量增加。发芽燕麦在 30h 的 DPPH 自由基清除率为 73.15%，比结肠发酵 0h 增加了 57.17%，发芽燕麦多酚在 30h 羟自由基清除率结肠发酵 30h 的清除率为 93.50%，比发酵 0h 增加 41.09%，比未发芽仅高约 5%。发芽燕麦多酚在 24h 还原力为 62.97%，结肠发酵 0h 的清除率为 22.83%。比未发芽燕麦结肠发酵 24h 增加了 17.82%。

燕麦多酚含量及抗氧化性在结肠发酵 30h 后持续下降，发酵 72h 时到达最小，根据陈壁及邹青飞等的研究，30h 后多酚含量下降的原因是发酵后期结肠发酵微生物的分解作用导致多酚被降解和转化成小分子物质，且随着结肠发酵时间的延长，微生物能够吸收利用多酚类化合物质，导致多酚含量降低，抗氧化性下降。

5.3.2 结肠发酵过程中发芽对燕麦多酚生物可及性的影响

结肠发酵过程中多酚含量及抗氧化性生物可及性如图 5-6 所示。由图 5-6 可以看出发芽燕麦和未发芽燕麦可溶性总酚生物可及性在结肠发酵 30h 时达到峰值，发芽燕麦为 17.34%，未发芽燕麦为 26.17%，未发芽燕麦较发芽燕麦高 8.83%。未发芽燕麦 DPPH 自由基清除率生物可及性为 91.42%，发芽燕麦为 83.26%。未发芽燕麦多酚发酵 30h 羟自由基清除率生物可及性为 140.90%，比发酵 0h 增加了 68.68%，发芽燕麦结肠发酵 30h 比发酵 0h 增加了 54.88%。未发芽燕麦比发芽燕麦分别高 8.15% 和 16.68%。还原力生物可及性在 24h 达到峰值，发芽燕麦较未发芽燕麦高 18.39%，发芽燕麦发酵 24h 的数值为 85.79%，比发酵 0h 增加了 2.75 倍，未发芽燕麦增加了 2.10 倍。

在整个结肠发酵阶段，总酚及抗氧化指标生物可及性，其趋势均为先上升再下降，未发芽燕麦多酚的生物可及性总体要高于发芽燕麦生物可及性。有研究表明燕麦多酚主要的消化场所是在结肠中，通过结肠发酵过程中微生物酶的作用将结合态多酚进行释放与转化，但由于结肠不是人体主要的消化吸收场所，所以导致多酚的生物利用度不高。通过将燕麦进行发芽处理，虽然其在结肠发酵过程中总酚与抗氧化指标要高于未发芽燕麦,但其生物可及性要低于未发芽燕麦。可能的原因是未发芽燕麦中多酚主要以结合态存在,在进入结肠发酵阶段被大量释放,导致未发芽燕麦多酚在结肠中的生物可及性高于发芽燕麦。

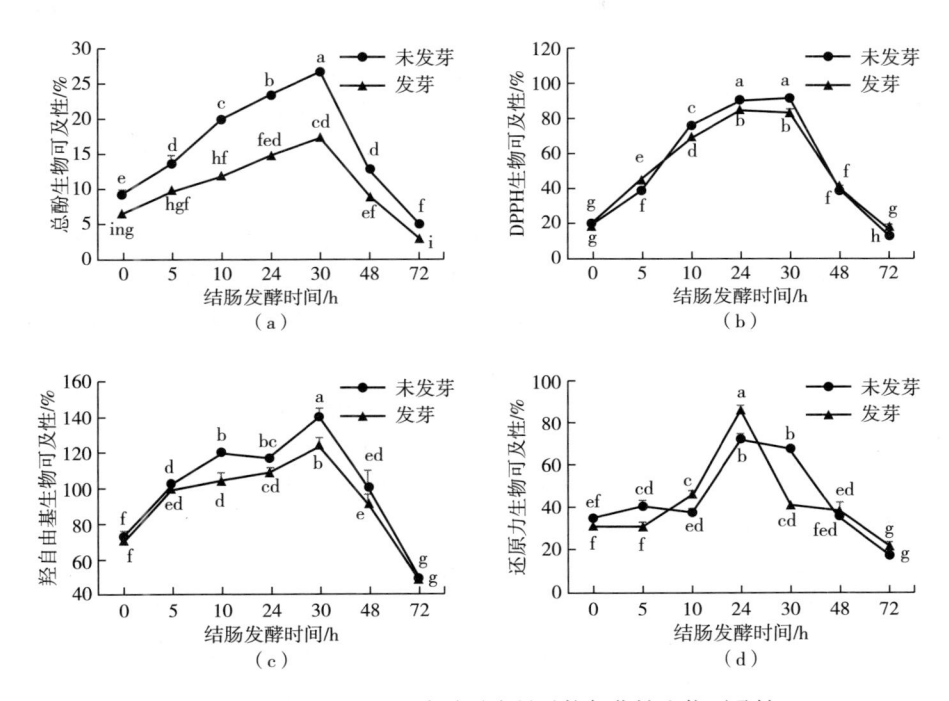

图 5-6　结肠发酵过程中总酚含量及抗氧化性生物可及性

结合图 5-5 和图 5-6 可以看出,在体外模拟消化过程中发芽燕麦多酚的生物可及性高于未发芽燕麦多酚生物可及性,但在结肠发酵过程中未发芽燕麦高于发芽燕麦。说明了发芽使燕麦中多酚在口腔、胃及肠中得到了更好的释放。燕麦经发芽处理后其多酚能够更好地被人体消化吸收,为发挥其应有的功效提供了更大的可能。

燕麦作为一种我国优质的杂粮资源,有着非常丰富的营养物质和良好的保健功能,燕麦因有大量的活性物质,有着良好的抗氧化性。国内外对于燕麦的深度开发越来越关注,在国外燕麦的开发利用已经发展的十分快速,开发了以燕麦为原料的一系列产品,在国内,虽然对于燕麦原粮的开发十分关注,但燕麦产业的生产技术还比较落后,大部分还停留在燕麦的初加工产品上，如燕麦片、燕麦粉等产品。本次研究通过发芽处理燕麦，测其在体外模拟消化以及结肠发酵中的多酚含量及其抗氧化性，得到生物可及性数据，日后可以在以下 3 个方面深入开展研究：

①后续需开展体内试验，进一步评价燕麦多酚在动物体内的消化吸收情况。②后续可对我国不同产地的燕麦进行测定。③本研究未能够对体外模拟消化过程中多酚种类的变化进行检测，后续实验需对燕麦体外模拟消化过程中的多酚进行液相色谱分析，为深入了解燕麦多酚在人体中变化提供依据。

参考文献

[1] Juanizi, Ludwigia, Brescianil, et al. Bioaccessibility of (poly) phenolic compounds of raw and cooked cardoon (Cynara cardunculus L.) after simulated gastrointestinal digestion and-fermentation by human colonic microbiota [J]. Journal of Functional Foods, 2017, 32: 195-207.

[2] 陈壁, 黄勇桦, 张建平, 等. 体外模拟胃肠道消化和结肠发酵对长黑青稞多酚生物有效性和抗氧化活性的影响 [J]. 食品科学, 2020, 41 (21): 28-35.

[3] 李贻, 贺君, 张鹏敏. 体外模拟胃肠道消化下刺梨抗氧化成分的释放 [J]. 现代食品科技, 2020, 36 (2): 102-107.

[4] 赵霞. 热加工和发芽处理对燕麦多酚含量和抗氧化性的影响 [D]. 无锡: 江南大学, 2016.

[5] 邹青飞, 杨士花, 李永强, 等. 体外结肠发酵对青稞膳食纤维中酚类化合物的含量及抗氧化活性的影响 [J]. 食品科学, 2020, 41 (2): 94-100.

[6] 孙希云, 王静雯, 田思慧, 等. 食品基质及加工方式对多酚生物利用度影响的研究进展 [J]. 食品工业科技, 2020 (3): 1-10.